SCORPIO

SUSANNE NOLL

AUFRECHT UND *geschmeidig*

MIT GESUNDEN FASZIEN

beweglich und
schmerzfrei bleiben

Mit einem Vorwort von
Robert Schleip

SCORPIO

WICHTIGER HINWEIS

Die Informationen und Ratschläge in diesem Buch wurden mit größter Sorgfalt von Autor und Verlag erarbeitet und geprüft. Sie bieten jedoch keinen Ersatz für kompetenten medizinischen Rat. Alle Leserinnen und Leser sind daher aufgefordert, selbst zu entscheiden, ob und inwieweit sie die Anregungen in diesem Buch umsetzen wollen. Eine Haftung des Autors und des Verlags für Personen-, Sach- oder Vermögensschäden ist ausgeschlossen.

Die Begriffe Rolfing® und Rolfer™ sind eingetragene Dienstleistungsmarken des ROLF INSTITUTE of Structural Integration in Boulder, Colorado (USA). Aus Gründen der Lesbarkeit wird im laufenden Text auf die Kennzeichnung mit den entsprechenden Symbolen verzichtet.

FSC www.fsc.org
MIX
Papier aus verantwortungsvollen Quellen
FSC® C014496

Umschlaggestaltung: Favoritbuero, München
Illustrationen: Wolfgang Pfau, Baldham
Layout & Satz: BuchHaus Robert Gigler, München
Druck und Bindung: GGP Media GmbH, Pößneck
ISBN 978-3-95803-096-1

Mehr über unsere Bücher
www.scorpio-verlag.de

INHALT

ERSTER TEIL

ZWEITER TEIL

DRITTER TEIL

VIERTER TEIL

VORWORT VON ROBERT SCHLEIP

Das Interesse an den Faszien wächst in den vergangenen Jahren zunehmend, sowohl auf wissenschaftlicher Ebene als auch in der breiten Öffentlichkeit. Das freut mich, denn meine eigene Beschäftigung mit diesem spannenden Gewebe hat mich schon seit vielen Jahren davon überzeugt, dass gesunde Faszien ein wesentlicher Schlüssel für ein beschwingtes Leben ohne Verletzungen und Schmerzen sein können.

Hauptgrund des gewachsenen Interesses an den Faszien ist der Umstand, dass es dank moderner Messverfahren in der Bindegewebsforschung möglich wurde, einige extrem spannende Eigenschaften des faszialen Gewebes ans Licht zu bringen.

Mit unserer Fascia Research Group an der Universität Ulm haben wir das Glück, in der internationalen Aufbruchsstimmung auf diesem neuen interdisziplinären Forschungsfeld von Anfang an mittendrin zu sein und hier die aktuellsten Trends, Überraschungen und neuen Fragestellungen hautnah zu erleben.

Eine der spannendsten Entdeckungen der letzten Jahre ist zum Beispiel die Erkenntnis, dass Faszien in hohem Maße mit sensiblen Nervenendigungen besiedelt sind und so auch Schmerzen generieren können. Da erscheint der Rückenschmerz in einem anderen Licht. Nicht nur Schmerzen, auch ein Großteil der Bewegungseinschränkungen hat oft ursächlich mit den Faszien zu tun. Faszien können bei schlechter Ernährung, chronischem Stress, bei körperlicher Überlastung sowie durch Bewegungsmangel verkleben und verfilzen.

Heute ist zudem klar, dass Faszien bei der muskulären Kraftübertragung eine weit größere Rolle spielen als früher angenommen und dass sie sich – dank ihrer glattmuskelähnlichen Zellen – selbst aktiv zusammenziehen können. Relativ neu ist auch die Erkenntnis, dass Faszien und Propriozeption – unser sechster Sinn – aufs Engste zusammenhängen. Für die Wahrnehmung unseres Körpers scheinen die Faszien mit ihren unzähligen Rezeptoren tatsächlich die wichtigste Empfindungsquelle zu sein.

Mit großer Freude bin ich daher der Einladung der Autorin gefolgt, ihrem wunderbaren Buch ein paar einleitende Worte beizufügen. Das liegt vor allem daran, dass Susanne Noll auf den folgenden Seiten genau jene Themenbereiche vereint, die auch mich seit Jahrzehnten faszinieren. Mein eigener Weg vom Diplom-Psychologen zum Körpertherapeuten und von dort zum Bindegewebsforscher bringt es mit sich, dass ich mit Begeisterung verfolge, wie intensiv und komplex diese Felder im menschlichen Körper miteinander verwoben sind. Was mich mit der Autorin zudem besonders verbindet, ist unsere gemeinsame Hochachtung für die Rolfing-Methode der Strukturellen Integration, eine körperorientierte Methode, die zugleich aber auf mehreren Ebenen wirkt, auch auf die Psyche. Jede Körperhaltung, jede Körperstruktur hat ihre Geschichte und ihre Gründe; fast immer sind auch psychosoziale Faktoren beteiligt, sei es als Ursache, Auswirkung oder beides zusammen. Insofern ist man als Rolfer auch immer (ein klein wenig) Psychologe. Und den Menschen, die das Rolfing am eigenen Leib erfahren, kommen nicht nur ihre Beschwerden abhanden. Sie stehen mit Rolfing anders im Leben als zuvor!

Es freut mich besonders, dass Susanne Noll als eine überaus erfahrene und hochtalentierte Rolfing-Kollegin sich hier ein Buch vorgenommen hat, in dem sie diese Zusammenhänge fundiert und zugleich anschaulich präsentiert. Das vorliegende Buch vermittelt unter anderem einen guten, allgemeinverständlichen Einblick in die neueren Erkenntnisse über die Bedeutung der Faszien für unsere Gesundheit. Neben vielen weiteren interessanten Informationen gibt es Ihnen aber auch zahlreiche Übungen an die Hand, mit denen Sie selbst etwas für Ihre Gesundheit und Ihre Körperhaltung tun können.

Ich selbst praktiziere viele der hier gezeigten Übungen regelmäßig. Und ich bin sicher, dass ich ohne diese Art von aktiver Faszienpflege das intensive Arbeitspensum, das mein Leben als Wissenschaftler, Körpertherapeut und Lehrer mit sich bringt, nicht ohne Weiteres bewältigen könnte.

Gut möglich, dass dieses exzellente Buch es schafft, Sie als Leser nicht nur für die Faszien zu begeistern, sondern Sie auch zur Erprobung der hier gegebenen praktischen Tipps und Empfehlungen im Alltag zu motivieren. Das würde mich sehr freuen. Und – da bin ich mir ganz sicher – Ihren Körper auch. Jeder hat es selbst in der Hand. Ich würde sagen: Wir sind so alt – oder so jung – wie unsere Faszien!

DR. BIOL. HUM. ROBERT SCHLEIP, DIPL. PSYCH.
Direktor der Fascia Research Group, Universität Ulm
Forschungsdirektor der European Rolfing Association

EINFÜHRUNG

Jenny kam in meine Rolfing-Praxis mit einer Körperhaltung, die heutzutage weitverbreitet ist. Ihre Schultern waren nach vorn gezogen und der Bereich um das Brustbein nach innen. Die Vorderseite war eingesunken, das tiefe Einatmen fiel ihr schwer und sie konnte sich nur mit Mühe aufrichten. Zugleich hatte Jenny schon im Alter von 17 Jahren eine auffällige Krümmung der Brustwirbelsäule, was man bei älteren Menschen unschön einen »Buckel« nennen würde.

Jenny fühlte sich sehr unwohl in ihrem Körper. Der Nacken war immer wieder schmerzhaft verspannt. Auch der untere Rücken meldete sich gelegentlich mit Schmerzen. Und Jennys Körperhaltung passte so überhaupt nicht zu ihrer positiven Lebenseinstellung und ihrem heiteren Gemüt.

Wie war das passiert? Da unsere täglichen Gewohnheiten für unsere Haltung prägend sind, fragte ich Jenny, wie viel Zeit sie vor dem Computer verbringe und wie oft sie in gebückter Haltung in ihr Smartphone vertieft sei. Das könne es nicht sein, versicherte sie mir. Sie verbringe viel Zeit mit Sport und tanze gern. Auch sei sie bemüht, beim Sitzen nicht so oft zu lümmeln. Aber mittlerweile fiele es ihr schwer, entspannt aufrecht zu sitzen.

Ich forschte weiter nach den Ursachen und fragte, ob sie vielleicht eines der größten Mädchen in der Klasse sei und sich unbewusst klein mache. Und da platzte es aus Jenny hervor: »Ja, ich mache mich klein!«, bestätigte sie. Das tue sie nicht etwa wegen ihrer Körpergröße, die sei »normal«, wie sie sagte. Der Grund war nach ihren Worten vielmehr folgender: Jahrelang wurde sie von Mitschülern schief angesehen und teils aggressiv behandelt, fühlte sich gemobbt, weil die strenge und von vielen Schülern gefürchtete Schulleiterin ihre Tante war.

Am Beispiel von Jenny können wir sehen, wie komplex das Zusammenspiel unterschiedlicher Faktoren ist, die unsere Körperhaltung und unsere Statik beeinflussen. Unser Körper wird geformt durch unser Leben. Natürlich gibt es genetische Faktoren, die uns prägen. Aber zum größten Teil sind es unsere Gewohnheiten und unsere Erlebnisse, unsere innere Einstellung genauso wie Faktoren von außen, die unsere Körperhaltung bestimmen.

Und hier die gute Nachricht: Da unser Körper formbar ist, können wir die Entwicklung auch wieder in eine positive Richtung lenken.

Die Chance dazu haben wir, wenn wir uns verschiedener Dinge bewusst werden. Zum Beispiel, welche Gewohnheiten uns schaden und welche wir zugunsten unserer Gesundheit ändern könnten. Vielleicht müssen wir auch andere Umstände unseres Lebens ändern, um wieder aufrecht durchs Leben zu gehen. Das klingt nach harter Arbeit? Manchmal ist es das auch, oft ist es aber erstaunlich einfach.

Dieses Buch will Ihnen nicht nur Einblicke in die Welt der Faszien und in die Rolfing-Methode als bewährte Methode der Faszienbehandlung ermöglichen. Es will Ihr Verständnis für Ihren Körper vertiefen und Ihnen Möglichkeiten aufzeigen, wie Sie sich selbst helfen können. Es will Sie anregen, aufmerksamer in Ihren Körper hineinzuspüren, unvorteilhafte Muster zu erkennen und gesündere zu finden. Dazu möchte ich Ihnen auch alltagstaugliche Übungen vorstellen.

In jüngster Zeit ist viel von den Faszien die Rede – ja, etliche Bücher, Artikel und Fernsehbeiträge haben sich mit dem Thema beschäftigt. In fast jedem Fitnessstudio wird Faszientraining angeboten, auch spezielles Faszien-Yoga ist angesagt. Und Ärzte stellen auf der Suche nach der Ursache von Schmerzen immer öfter die Diagnose: »Es könnte an Ihren Faszien liegen.«

Dabei ist das Thema eigentlich nicht neu. Bei Körpertherapien wie dem Rolfing, entwickelt von der amerikanischen Biochemikerin Dr. Ida Rolf Mitte des 20. Jahrhunderts, stehen die Faszien seit jeher im Mittelpunkt.

Schon Marlene Dietrich und Greta Garbo ließen sich »rolfen«.

Heute belegen wissenschaftliche Untersuchungen, wie wegweisend die Theorien von Ida Rolf waren. Sie hat die wichtige Bedeutung der Faszien für unser Wohlbefinden früh erkannt. Ihr war klar, dass dieses Netzwerk aus Bindegewebe alle Teile unseres Körpers zusammenhält, ihm Halt und Form gibt und zugleich formbar ist. Neuere Studien zeigen, dass Faszien sogar Schmerzen signalisieren können.

Wegweisend war und ist Ida Rolfs Ansatz auch deshalb, weil er ein ganzheitlicher ist. Nicht nur deswegen, weil Rolfing immer den gesamten Körper im Blick hat und nicht nur spezifische Symptome an einzelnen Stellen des Körpers. Wer Rolfing Strukturelle Integration schon am eigenen Leib erfahren hat, weiß, dass es weit mehr ist als eine rein manuelle Behandlungsmethode. Vordergründig kümmert sich Rolfing mit seinem Motto »Bring deinen Körper ins Lot« zwar um die Gesundheit der Faszien und eine bessere Körperhaltung. Beschwerden, die ihre Ursache in einer Dysbalance der Körperstruktur haben, kann so die Grundlage entzogen werden. Darüber hinaus haben die Veränderungen der Körperstruktur, die im Lauf einer Rolfing-Serie geschehen, erwünschte Nebenwirkungen: Ich stehe stabiler und aufrechter, also lasse ich mich nicht mehr so leicht aus dem Gleichgewicht bringen! Ich atme freier und gelöster, und dadurch spüre ich auch eine neue Offenheit meiner Umwelt gegenüber!

Es gibt eine Reihe weiterer Nebenwirkungen, die von den Klienten freilich individuell unterschiedlich erlebt werden. Beim Rolfing wird erfahrbar, dass wir Körper und Psyche nicht voneinander trennen können, sie sind eine untrennbare Einheit.

Je länger eine ungesunde Körperhaltung bestehen bleibt, desto hartnäckiger sind die entstandenen Muster. Die Faszien verfilzen und verhärten immer mehr und verhindern eine gelöste Beweglichkeit. Irgendwann kommen Schmerzen dazu. Aus diesem Teufelskreis kommt man oft aus eigener Kraft nicht heraus.

Dass es meist nicht ausreicht, an Symptomen herumzudoktern, haben Sie selbst wahrscheinlich auch schon erfahren. Nehmen wir zum Beispiel Rückenschmerzen: Die meisten Menschen hierzulande haben irgendwann einmal in ihrem Leben Rückenbeschwerden. Eine Spritze mag den Schmerz vorübergehend lindern, an den Ursachen ändert sich dadurch aber nichts. Wenn der Körper schief ist – und das ist er bei den meisten Rückenschmerzpatienten –, dann werden die Beschwerden wiederkommen. Auch Sport ändert daran meist wenig. Denn wer mit einem schiefen Körper trainiert, macht die Sache unter Umständen sogar noch schlimmer.

Vieles spricht deshalb für eine ganzheitliche Betrachtung und Behandlung. Nur Körpertherapien, die einen ganzheitlichen Ansatz haben – wie zum Beispiel das Rolfing –, können nach meiner Überzeugung nachhaltig wirken.

In Zeiten, in denen Haltungsschäden auch bei jungen Menschen immer häufiger auftreten, und in Zeiten, in denen wir immer älter werden, ist ein Umdenken in Richtung Prävention gefragt. Das beginnen auch die Krankenkassen zu erkennen, nicht zuletzt deshalb, weil ihnen die Kosten aus dem Ruder laufen.

Ich habe dieses Buch geschrieben, weil mich das Thema Körperhaltung und die Rolfing-Methode seit mehr als zehn Jahren faszinieren. Ich kam damals durch eigene körperliche Beschwerden zum Rolfing. Schon während der Sitzungen mit meinem ersten Rolfer dachte ich immer wieder: Was für eine wunderbare Arbeit! Wie erfüllend es sein muss, Menschen zu helfen, nicht nur schmerzfrei zu leben, sondern sich auch wieder rundum wohl in ihrem Körper zu fühlen!

Es dauerte nicht lange, bis ich mich entschloss, selbst die Ausbildung zum Certified Rolfer zu absolvieren und dann meinen langjährigen Job als Journalistin an den Nagel zu hängen. Ich habe es keinen Augenblick bereut. Als Rolferin zu arbeiten ist jeden Tag aufs Neue eine Herausforderung. Jede Klientin und jeder Klient bringt ihre und seine eigene Geschichte mit in die Praxis, jeder Körper ist ein Spiegel dieser einzigartigen Geschichte. Jede Behandlungsserie ist individuell und spannend. Es ist immer wieder eine Freude, zu sehen, welche positiven Veränderungen möglich sind, bei jüngeren und älteren Menschen. Meist verschwinden die Beschwerden. Das war ja auch der Grund, warum die Menschen in die Praxis kamen. Doch darüber hinaus beobachte ich beinahe täglich, dass die Klienten über die Aufrichtung ihres Körpers und ein neu entdecktes Körpergefühl selbstbewusster und gelassener im Leben stehen und durchs Leben gehen. *Aufrecht und geschmeidig* heißt deshalb der Titel dieses Buchs.

Ich wünsche Ihnen viel Spaß beim Lesen und bei einer Erkundungsreise durch Ihren Körper aus einer neuen Perspektive!

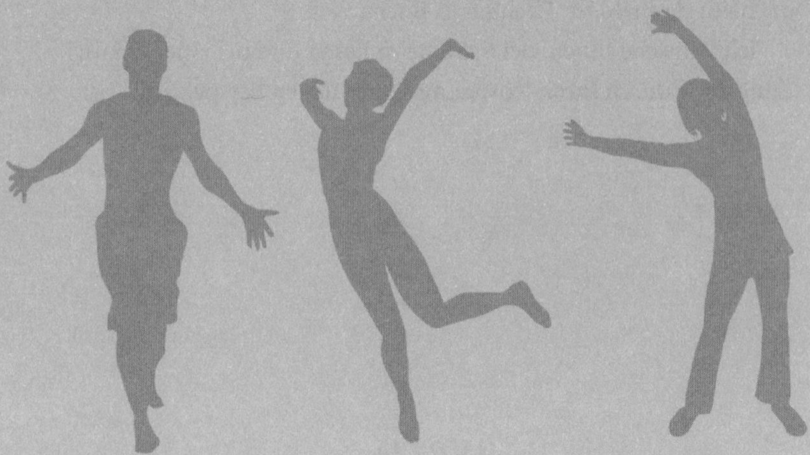

ERSTER TEIL

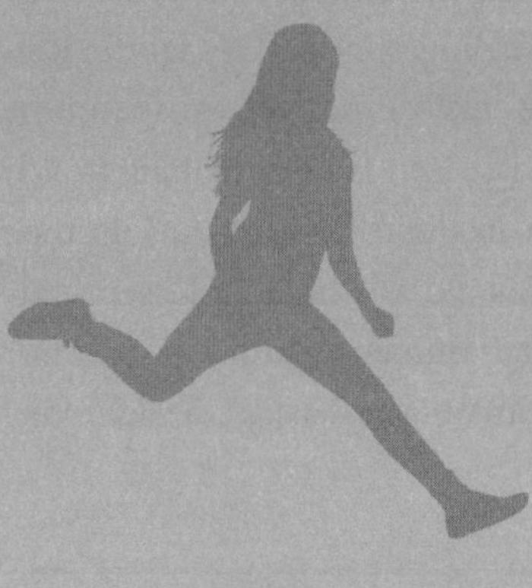

KÖRPERHALTUNG – EIN KOMPLEXES ZUSAMMENSPIEL

Was bedeutet Körperhaltung für Sie? Wie nehmen Sie Ihre Körperhaltung überhaupt wahr? Vermutlich geht es Ihnen wie den meisten von uns: Wir beurteilen unsere Haltung nach der äußeren Kontur, die wir im Spiegel betrachten. Dabei bemerken wir vielleicht, dass eine Schulter höher steht als die andere oder dass der Bauch unschön nach außen drängt. Wenn wir an einem Schaufenster vorbeigehen, fällt uns möglicherweise auf, dass wir nach vorn zusammensinken. Dann arbeiten wir dagegen und ziehen die Schulterblätter hinten zusammen, richten uns mit Muskelkraft auf. So ist es besser, denken wir. Vielleicht ziehen wir dazu noch den Bauch ein. Brust raus, Bauch rein – wer hat das nicht schon zu hören bekommen? Puh, eine gute Körperhaltung kann ganz schön anstrengend sein.

Irrtum. Eine gute, oder besser gesagt, eine *gesunde* Körperhaltung ist alles andere als anstrengend. Sie darf gar nicht anstrengend sein, denn sonst ist sie auch nicht gesund – das sagt die Rolferin in mir. Eine Haltung, die mit unnötiger Anspannung einhergeht, lässt sich nur eine gewisse Zeit lang durchhalten. Wir tun etwas, wir bemühen uns, um in diese Haltung zu kommen und um sie aufrechtzuerhalten. Sobald wir aber loslassen, entspannen wir und sacken wieder zusammen. Wenn wir uns nur aufrichten können, indem wir wie im obigen Beispiel die Schulterblätter nach hinten und unten ziehen und die Bauchmuskeln anspannen, dann ist das ein Zeichen, dass etwas Grundlegendes an der Struktur unseres Körpers nicht mehr stimmt. In diesem Fall ist höchstwahrscheinlich die Vorderseite des Oberkörpers verkürzt und der Bereich um das Brustbein kann sich bei der Einatmung nicht öffnen, aus welchen Gründen auch immer. Wahrscheinlich hat zusätzlich das Becken eine ungünstige Neigung. Auch die Füße spielen eine wichtige Rolle.

Die Körperhaltung betrifft das ganze System, und ein Herumdoktern an einzelnen Stellen wird nicht nachhaltig helfen. Auf diese Zusammenhänge werden wir später ausführlicher im dritten Teil über Rolfing und Co. eingehen. Doch lassen Sie uns dies vorläufig unterstreichen: Eine gesunde Körperhaltung darf nicht anstrengend sein, sie sollte sich vielmehr mühelos und entspannt einstellen.

Wenn wir unseren Körper also ausschließlich nach der äußeren Form beurteilen, kommen wir unserem Ziel einer gesunden Haltung nicht näher. Denn das ist eine oberflächliche Betrachtung im doppelten Wortsinn. Sich wohlfühlen im eigenen Körper, das gelingt auf Dauer nur, wenn wir unseren Körper von innen besser spüren und auf seine Signale hören lernen.

Körperhaltung ist kontinuierliche Bewegung

Der Begriff »Körperhaltung« verleitet dazu, zu denken, es handle sich um etwas Statisches. Wenn wir uns im Spiegel ansehen, verharren wir vermutlich in einer Position und betrachten uns quasi im Stillstand. Doch diesen Stillstand gibt es nicht, solange wir leben. Körperhaltung ist ständige Bewegung, sie ist eine kontinuierliche dynamische Aktivität. Das liegt daran, dass unser Körper flexibel und plastisch ist und wir uns in jedem Moment auf dieser Erde mit der Schwerkraft arrangieren müssen.

Die Wirbelsäule ist keine Säule und in unserem Körper befinden sich Hunderte bewegliche Gelenke. Muskeln, Faszien und andere Gewebe sowie die Organe bestehen größtenteils aus Wasser. Alles bewegt sich zu jeder Zeit, bis tief hinein in jede Zelle. Überall findet ein Fließen und Pulsieren, Ausdehnen und Zusammenziehen statt. Mit jeder Atmung werden die Rippen aufgefächert, Organe verschoben. Ein Anhalten gibt es im lebendigen Körper nicht.

Bei all diesen Fluktuationen sind intelligente Mechanismen vonnöten, um den Körper zu stabilisieren. Die Art und Weise, wie wir uns stabilisieren, bestimmt unsere Haltung. Körperhaltung ist immer dynamische Ausrichtung. Sie ist weder statisch noch abgeschlossen, sondern verändert sich fortlaufend.

Äußerlich mögen diese ausrichtenden Bewegungen selbst beim entspannten Stehen kaum sichtbar sein, weil die großen äußeren Muskeln daran wenig beteiligt sind. Doch tief im Inneren arbeiten viele kleine Muskeln im Zusammenspiel mit dem Nervensystem und dem Gleichgewichtssinn daran, unseren Körper auszurichten und zu stabilisieren, damit wir uns durchs Leben bewegen können, ohne ins Wanken zu geraten oder gar zu stürzen.

Das alles passiert unwillkürlich und wie von selbst. Wir denken darüber in der Regel nicht nach und setzen einfach voraus, dass es funktioniert. Dabei handelt es sich um einen großartigen Lernprozess. Bei einem Baby beobachten wir während der ersten zwölf Monate eine rasante Entwicklung von Bewegungsapparat und Nervensystem. In Etappen versucht sich das Kind zunächst in Rücken- und Bauchlage in verschiedenen Haltungen und Bewegungen und trainiert dabei die wichtige Stützmuskulatur. Es findet heraus, dass es sich umdrehen und irgendwann auch aufsetzen kann. Es lernt, den Körper immer besser auszubalancieren und mit der Schwerkraft abzustimmen. Bald richtet das Kind sich auf und kann laufen. Das Nervensystem lernt die Bewegungen im Lauf der Zeit auf immer feinere Weise zu koordinieren.

Die Macht der Gewohnheiten

Unser Körper ist täglich neuen Anforderungen unterworfen. Unsere Haltung und Ausrichtung ist eine Antwort auf diese Anforderungen. Unsere täglichen Gewohnheiten wirken sich dabei prägend aus.

Viele Menschen nehmen es als gegeben hin, dass sie im Lauf des Lebens »schrumpfen«. Bis zu einem gewissen Grad mag das plausibel sein, denn unsere Körpergewebe binden mit dem Älterwerden weniger Wasser. Doch schwerer wiegen die Gewohnheiten, die Art und Weise, wie wir uns bewegen oder eben nicht bewegen: das Sitzen am Computer in der Arbeit und zu Hause, stundenlange Autofahrten, dann am Abend entspanntes Lümmeln auf dem Sofa. Oft genug missbrauchen wir unseren Körper. Wenn wir 40 oder 50 Jahre alt werden, bemerken wir eine Krümmung am oberen Rücken, der Bauch drängt nach außen, der Ischiasnerv macht Probleme. Muskeln, Gelenke und Wirbelsäule melden sich irgendwann mit Schmerzen und wir suchen den ersten Arzt auf. Doch die Spritze oder andere Medikamente lindern unsere Beschwerden meist nur vorübergehend, weil sie an deren Ursache nichts ändern.

Anders als in der westlichen, »zivilisierten« Welt, verweilen die Menschen in Kulturen, die keine bequemen Sitzmöbel kennen, täglich über längere Zeit im Hocksitz. Dadurch bleiben die tiefen Beckenmuskeln gesund, die Beinmuskeln kräftig und die Hüftgelenke beweglich.

Oder denken Sie an afrikanische Frauen, die leichtfüßig und mit elastischem Gang Wasserbehälter über längere Strecken auf ihren Köpfen tragen, als hätten diese kein Gewicht. Schwere Lasten so mühelos auf dem Kopf zu tragen ist nur mit einer guten Ausrichtung des Körpers zu bewältigen.

Wir können und wollen den zivilisatorischen und technologischen Fortschritt nicht rückgängig machen. Dennoch sind wir gut beraten, besser auf unseren Körper zu hören und ihn möglichst häufig so zu benutzen, wie die Natur dies vorgesehen hat. Wir können gesünder sitzen, gesünder gehen und laufen, gesünder Lasten heben. Dazu bedarf es ein wenig Aufmerksamkeit für die Art und Weise, wie wir uns halten und bewegen.

Doch auch die kleinsten, scheinbar unbedeutenden Gewohnheiten können unangenehme Spuren hinterlassen. Blicken Sie beim Gehen zur Bushaltestelle normalerweise nach unten auf den Gehsteig, obwohl dort meist gar keine Stolpersteine liegen? Tragen Sie die Tasche immer über der gleichen Schulter? Ziehen Sie beim Sprechen häufig die Schultern nach oben? Oder wenn der Hund es wieder mal nicht lassen kann, ständig an der Leine zu ziehen? Sitzen Sie im Auto meist in gebeugter Haltung, sodass sich Ihre Wirbelsäule in einer C-Kurve befindet? Neigen Sie dazu, im Gespräch mit anderen Menschen den Kopf leicht schräg zu stellen? Verlagern Sie im Stehen das Gewicht gern auf das linke oder das rechte Bein? Wenn Sie gern so stehen, weil Sie es als bequem und entspannt empfinden, verschiebt sich Ihr gesamter Körper entsprechend. Und das hat Folgen.

Ein Beispiel aus meiner Praxis: Eine Klientin kam mit hartnäckigen Beschwerden in ihrer linken Schulter zu mir. Sie war in ihren Bewegungen eingeschränkt und hatte während der vergangenen Jahre gelegentlich auch Entzündungen gehabt. Als sie dann vor mir stand, fiel mir auf, dass sie eine dünne Goldkette um das linke Handgelenk trug, die etwas zu weit war und fast von der Hand rutschte. Reflexartig zog die Frau immer wieder in kleinsten Bewegungen die linke Schulter und den Arm nach oben. Ich fragte sie, ob sie dieses Armband immer trage. Als sie das bejahte, kamen wir ihrem Problem schnell auf die Spur.

Wie Sie sehen, bedarf es manchmal durchaus einer genauen Selbstbeobachtung, wenn wir herausfinden wollen, was die Ursache für Schmerzen und Verspannungen im Bewegungsapparat sein könnten.

Die Rolle der Schwerkraft für eine gesunde Haltung

Haben Sie schon einmal über die Schwerkraft und ihren Körper nachgedacht? Wohl kaum. In Bezug auf unseren Körper nehmen wir die Schwerkraft meist nur dann bewusst wahr, wenn wir ins Wanken geraten – auf glattem Untergrund ausrutschen oder aus einem anderen Grund das Gleichgewicht verlieren.

Doch es lohnt sich, über die Schwerkraft in Bezug auf unseren Körper und unsere Haltung nachzudenken. Denn sie wirkt zu jedem Zeitpunkt auf unseren Körper ein, ihr können wir auf der Erde nicht entkommen. Für Architekten und Ingenieure ist es selbstverständlich, beim Bau von Brücken, Gebäuden und anderen Konstruktionen auch die Schwerkraft zu berücksichtigen. Andernfalls würden ihre Bauwerke über kurz oder lang umstürzen. In Bezug auf den Menschen und sein Wohlbefinden jedoch wird das Thema Schwerkraft bislang größtenteils vernachlässigt. Oder hat Ihnen ein Arzt, den Sie wegen Ihrer Schulterschmerzen aufgesucht haben, schon einmal die Diagnose gestellt: Sie sind ja ganz schief, da wundert es mich nicht, dass Sie Schmerzen haben!

Ich wage zu behaupten, die Schwerkraft und ihre Rolle für die Gesundheit wird im Medizinstudium mit keinem müden Wort erwähnt. Das ist völlig unverständlich, wie wir sehen werden.

Was für Gebäude gilt, gilt auch für den Menschen. Wie die Schwerkraft auf unseren Körper wirkt, bestimmt unsere Statik. Wenn der Körper nicht bestmöglich entlang einer Art Lotlinie aufgerichtet ist, muss er sich ständig gegen die Schwerkraft stemmen. Ist beispielsweise der Kopf nach vorn verschoben, muss die Rückseite hart arbeiten, um zu kompensieren. Das Gewicht eines Körpers, der aus der Balance geraten ist, zieht diesen immer weiter nach unten.

Beim Anblick vieler Artgenossen auf der Straße, im Café oder der Bahn stelle ich mir die Frage, wie es für uns Menschen mit dem aufrechten Gang in der evolutionären Entwicklung weitergehen wird. Das Buckeln über dem Smartphone ist zur zwanghaft anmutenden Lieblingsbeschäftigung geworden. Welche immensen Kräfte dabei wirken, ist wohl den wenigsten bewusst. Je weiter Sie ihren Nacken beim Schreiben einer SMS, beim Chatten auf WhatsApp oder beim Googeln im Internet über das Telefon beugen, desto schwerer wiegt der Kopf. In einer neutralen, ausbalancierten Position ist der Schädel eines Menschen durchschnittlich etwa fünf Kilogramm schwer. Bei einem Neigungswinkel von 15 Grad zur Körperachse ziehen schon gut zwölf Kilogramm am Nacken, bei 60 Grad sind es mehr als 27 Kilogramm! Das ist einfache Physik.

Der US-Chirurg Kenneth Hansraj warnt in einer 2014 veröffentlichten Studie vor zunehmenden Degenerationen der Wirbelsäule und spricht von einer »Epidemie«. Die Studie stellt für die USA fest, dass Smartphone-Nutzer im Schnitt zwei bis vier Stunden pro Tag in dieser ungesunden Haltung verbringen. Das sind 700 bis 1400 Stunden purer Stress für die Wirbelsäule jedes Jahr. Und Stress nicht nur für die Wirbelsäule: Die Nackenmuskeln und andere Muskeln auf der Rückseite des Körpers sind durch diese Haltung in Daueranspannung. Auf der Vorderseite wird der Raum zum Atmen enger.

Die Schwerkraft ist der Therapeut

Die Begründerin der Rolfing-Methode, die US-Biochemikerin Ida Rolf, erkannte bereits Mitte des vergangenen Jahrhunderts, dass die Schwerkraft bei der Frage unseres Wohlbefindens und unserer Gesundheit eine wesentliche Rolle spielt:

»Der Mensch ist ein aufrecht stehendes und auf zwei Beinen gehendes Lebewesen, und wenn jener aufrechte Körper seine innere Linie verliert, so wirkt nach den geltenden Spielregeln die Schwerkraft ungleichmäßig auf ihn ein und übt Zug auf ihn aus. Und wenn die Schwerkraft auf unausgewogene Weise am Körper zieht, ist das Gleichgewicht des Körpers gestört. Nur wenn ein Körper nach einem bestimmten Muster ausgerichtet ist, kann die Schwerkraft ihre Zugwirkung symmetrisch ausüben.«[1]

Wenn die Schwerkraft ihre Zugwirkung symmetrisch ausübt, kann sich der ausbalancierte Körper ohne zusätzlichen Kraftaufwand von innen her aufrichten. Die Körperhaltung ist dann mühelos entspannt. Es wird keine überflüssige Energie für Haltearbeit vergeudet. Die Schwerkraft unterstützt den Körper und zieht ihn nicht nach unten. Ida Rolf prägte den Satz: »Die Schwerkraft ist der Therapeut.«

Eine gesunde Körperhaltung bedeutet, dass wir uns die Schwerkraft zunutze machen und nicht gegen sie arbeiten. Dann lenken wir unser Gewicht optimal in Richtung Boden. Aus einer »schweren Kraft« wird eine Auftrieb gebende Kraft.

Von Körperkarten und Körpersinnen

Wie wissen wir eigentlich, dass wir einen Körper haben und dass dieser Körper uns gehört? Wie nehmen wir wahr, wie sich unser Körper im Raum bewegt? Wo seine Grenzen sind? Wo sich unser linker Arm im Moment befindet und auf welche Seite unser Kopf geneigt ist?

Dazu empfehle ich folgende einfache Wahrnehmungsübung: Stellen Sie sich hin und schließen Sie die Augen. Lassen Sie sich von jemandem an verschiedenen Körperstellen berühren – vielleicht am rechten Unterarm, an der rechten Schulter, an der rechten Augenbraue und Wange, dann am rechten Fuß und Oberschenkel. Ganz selbstverständlich können Sie all diese Körperteile benennen und unterscheiden. Sie spüren und wissen auch, dass Sie nur auf der rechten Seite Ihres Körpers berührt wurden.

In unserem Gehirn tummeln sich Karten

Möglich ist diese genaue Zuordnung der Berührung, da spezielle sensorische Rezeptoren die taktilen, sprich die Berührungsinformationen über das Rückenmark in Areale des Gehirns weiterleiten, in denen unser Körper kartiert ist. Die rechte Körperseite ist in der linken Gehirnhälfte kartiert und umgekehrt. Diese Berührungskarten enthalten Bereiche für die Hände und die einzelnen Finger, für Lippen und Zunge und überhaupt jeden Teil des Körpers. Dabei wird die räumliche Beziehung der Körperoberfläche in den Berührungskarten weitgehend getreu gespiegelt. Das heißt, der Unterschenkel liegt auf der Karte neben dem Oberschenkel und dieser neben dem Becken.

Doch was die Proportionen angeht, unterscheiden sich die Berührungskörperkarten deutlich von den Bereichen der realen Körperoberfläche. Das Gleiche gilt für die Karten im Gehirn, die mit Bewegung assoziiert werden.

Die Abbildung rechts zeigt einen Homunculus, Lateinisch für »kleiner Mensch«. Mit diesem Modell wird die neuronale Beziehung zwischen Bereichen im Gehirn und der Muskulatur beziehungsweise sensorischen Arealen dargestellt. Warum hat dieses karikaturhaft anmutende Wesen so riesige Hände, überdimensionale Lippen, aber spindeldürre Beine und Arme? Die Proportionen der Karten im Gehirn richten sich nach der Dichte der Rezeptoren an der betreffenden Körperoberfläche. Die höchste Dichte an sensorischen Rezeptoren ist dort zu finden, wo wir sie beson-

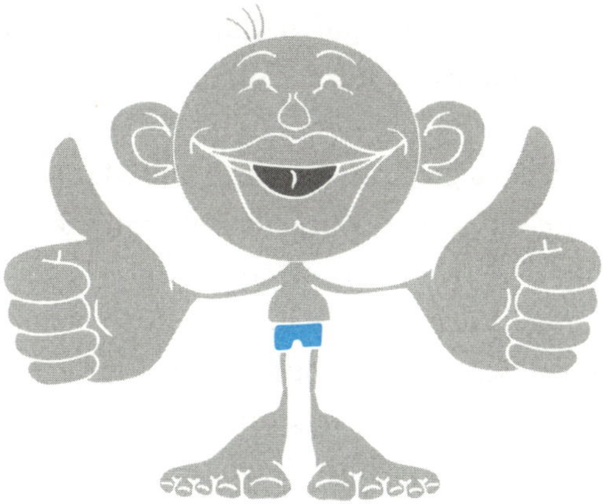

ders oft brauchen und besonders viel nutzen. Zum Beispiel dort, wo wir feinmotorische Geschicklichkeit benötigen. Das ist zweifellos der Fall bei unseren Fingern und auch bei den Lippen und der Zunge. Entsprechend werden von diesen Körperteilen mehr sensomotorische Informationen ans Gehirn übermittelt, was zu einer stärkeren Repräsentation in den Karten führt.

Wie Neurowissenschaftler herausgefunden haben, existieren in unserem Gehirn viele kartenähnliche Repräsentationen des Körpers, die ein interaktives Netz bilden. Diese Karten, deren wir uns kaum bewusst sind, verändern sich ständig und passen sich an. Sie sind plastisch, wie es unser Gehirn zeit unseres Lebens ist.

Die Gesamtheit der Körperkarten und ihr Zusammenspiel ermöglichen eine natürliche und weitgehend unbewusste Körper- und Bewegungsintelligenz.

Geschickte Bewegungen brauchen genaue Körperkarten

Bei Bewegungen greift das Gehirn auf die angelegten Körperkarten zurück. Je detaillierter und ausgefeilter die Karten sind, desto präziser können Bewegungen ausgeführt werden. Körperkarten sind plastisch und individuell. Da sie sich ständig anpassen und verändern, können wir sie durch Übung und Herausforderung verbessern. Bei Pianisten oder Violinisten, die ihr Instrument über lange Zeit regelmäßig spielen, sind die Hände auf den Körperkarten auffallend groß. Auch Tänzer und Akrobaten haben im Lauf der Jahre ausgefeilte Körperkarten entwickelt. Wenn wir eine neue Sportart oder eine andere Fertigkeit erlernen, verändern sich unsere Körperkarten mit der Zeit entsprechend. Die Koordination unserer Bewegungen verbessert sich, wir werden immer geschickter bei dem, was wir tun. Man kann sich dieses Kartenwerk in unserem Gehirn als eine Art Bibliothek vorstellen, in der auch Erinnerungen archiviert sind. So können wir auf ein Bewegungsgedächtnis zurückgreifen. Wir können Bewegungen einschätzen.

Wie bei so vielem gilt auch in Bezug auf die Körperkarten der Satz »use ist or lose it«. Wer seine Körperkarten nicht regelmäßig nutzt und pflegt, verliert sie. Wer sich wenig bewegt oder Teile seines Körpers beispielsweise nach einer Operation über längere Zeit nicht benutzt, verliert mit zunehmender Dauer der Immobilisation das feine Gespür für diesen Teil seines Körpers und die Fähigkeit zu koordinierter Bewegung. Die Körperkarten im Gehirn werden verschwommener.

Wenn Körperkarten verwirrt sind

Wie plastisch unser Gehirn ist, zeigt sich beispielsweise bei Menschen, die ihre Hand bei einem Unfall verloren haben. Das Gehirn beginnt binnen Stunden, Körperkarten umzuschreiben und die Regionen, die bisher Sinneswahrnehmungen aus der betreffenden Hand verarbeitet haben, für andere Aufgaben zu nutzen. Das ist die Regel.

Doch es gibt Ausnahmen, die mit einer Verwirrung der Körperkarten und des Körperschemas einhergehen. So kommt es nicht selten vor, dass ein amputierter Körperteil noch lange im

Gehirn der betroffenen Person »herumgeistert«. Dieser Körperteil lässt sich vermeintlich bewegen, kann sich aber auch wie gelähmt anfühlen oder schmerzen. Man spricht von Phantomgliedmaßen und Phantomschmerzen. Der indische Neurowissenschaftler V. S. Ramachandran erklärt dieses Phänomen unter anderem damit, dass sich die motorischen Karten nach der Amputation nicht adäquat umgeschrieben haben. Sie »wissen« also nicht, dass ein Arm fehlt. Dann senden sie weiterhin motorische Kommandos aus, und andere Areale des Gehirns registrieren diese Kommandos als Bewegung.

Umgekehrt gibt es Menschen, die real vorhandene Körperteile nicht als die eigenen ansehen, sondern als Fremdkörper. Tausende Menschen weltweit verspüren den verzweifelten Drang, sich einen gesunden Körperteil zu amputieren. Dieser Teil des Körpers gehört einfach nicht zu ihnen! Andere nehmen ganz deutlich einen dritten Arm wahr, den sie bewegen und mit dessen Hand sie winken können. Das alles sind Fälle, in denen die Karten im Gehirn nicht mit dem real existierenden Körper übereinstimmen. Unser Gehirn ist eine Baustelle, auf der wie auf jeder Baustelle einiges schiefgehen kann.

Der fundamentale Körpersinn Propriozeption

Neben dem Berührungssinn, dem Sehen, Hören, Riechen und Schmecken haben wir einen bedeutsamen sechsten Sinn: die Propriozeption. Der Begriff setzt sich zusammen aus *proprio* (Lateinisch für »eigen«) und *capere* (Lateinisch für »erfassen«, »begreifen«). Diese Eigenwahrnehmung oder Tiefensensibilität vermittelt uns Eindrücke von Lage, Haltung und Bewegung unseres Körpers im Raum. Wenn wir eine Tasse vom Tisch anheben wollen und den Arm nach vorn strecken, registriert unser Gehirn genau, wo sich der Arm im Raum und in Relation zum übrigen Körper befindet, selbst mit geschlossenen Augen. Wie wir sitzen oder stehen, in welcher Position unser linker Fuß gerade steht, welche Haltung wir haben, das alles nehmen wir mit diesem Sinnessystem wahr.

Möglich machen das unzählige sensorische Rezeptoren vor allem in unseren Faszien – direkt unter unserer Haut, in Muskelhüllen, Gelenkkapseln, Sehnen und Bändern. Die sogenannten Propriozeptoren registrieren auch minimalste Bewegungen. Bei jeder Veränderung liefern sie Informationen über die Bewegungsrichtung, die Stellung der Gelenke und des Kopfes an das Gehirn und seine Körperkarten. Diese Karten steuern dann wiederum Bewegungen, zum Beispiel eine notwendige Positionsveränderung des Kopfes. Teilweise werden die propriozeptiven Informationen auch direkt im Rückenmark ausgewertet und mit Reflexen beantwortet.

Im Alltag merken wir von diesem großartigen sechsten Sinn meist wenig, denn der Großteil des Informationsaustauschs und der Bewegungskommandos läuft unbewusst ab. Anders wäre die Flut von Informationen, die die Mechanorezeptoren liefern, auch nicht zu bewältigen. Da die meisten sensorischen Informationen von Rezeptoren in den Faszien übermittelt werden, liegt es auf der Hand, wie wichtig ein gesundes Bindegewebe für eine gesunde Propriozeption ist.

Verschiedene Körpertherapien, Rolfing ebenso wie Feldenkrais und Alexander-Technik, wirken gezielt auf ein Feintuning der Propriozeption hin. Die Körperwahrnehmung wird geschult, um die Haltung zu verbessern und Bewegungen mühelos und ökonomisch werden zu lassen.

Der Mann, der seinen Körper verlor

Was es bedeutet, ohne den feinen Körpersinn Propriozeption auskommen zu müssen, zeigt der Fall von Ian Waterman. Im Alter von 19 Jahren veränderte eine seltene Virusinfektion das Leben des jungen Mannes auf der Kanalinsel Jersey dramatisch. Die Infektion löste eine Autoimmunreaktion aus. All jene Nerven, die sensorische Informationen aus der Körperperipherie ans Gehirn übermitteln, wurden irreversibel zerstört. Waterman spürte plötzlich seinen Körper nicht mehr. Versuchte er einen Löffel zum Mund zu führen, bewegte sich sein Arm irgendwohin, doch wohin, das war nicht mehr steuerbar.

Weltweit sind nur wenige Fälle dieses sogenannten akuten sensorischen Neuropathie-Syndroms bekannt. Waterman ist unter ihnen der Einzige, der es geschafft hat, wieder ein weitgehend selbstständiges Leben zu führen. Er wollte sich nicht mit der Prognose der Ärzte abfinden, in Zukunft ein Leben im Rollstuhl zu führen. Er war ja nicht gelähmt, er konnte Arme und Beine bewegen. Doch ohne Propriozeption konnte er diese Bewegungen nicht kontrollieren. Mit großer Anstrengung und eisernem Willen gelang es Waterman, Strategien zu entwickeln. Er visualisierte Bewegungen, analysierte sie, übte und übte. Indem er seinen Körper konzentriert mit den Augen beobachtete, konnte sein Gehirn die ersten einfachen Bewegungen bald steuern. Nach vier Monaten konnte Waterman erstmals seine Socken wieder selbst anziehen. Nach einem Jahr konnte er stehen, dann gehen. Diese visuelle Kontrolle seines Körpers ist jedoch im Dunklen nicht möglich.[2]

Was die Füße mit Balance und Gleichgewicht zu tun haben

Nun folgt wieder eine kleine Wahrnehmungsübung: Falten Sie eine große Decke oder am besten gleich zwei und legen Sie diese übereinander auf den Boden. Sie können auch mehrere Kissen nehmen. Zunächst stellen Sie sich daneben barfuß auf den Boden.

Spüren Sie Ihre Füße, entspannen Sie Ihre Schultern und nehmen Sie wahr, wie sich das Stehen anfühlt. Schon jetzt werden Sie bemerken, dass Ihr Körper auch tief im Inneren ständig mit kleinen Bewegungen nachkorrigiert.

Dann schließen Sie die Augen. Sie werden sich mit geschlossenen Augen anfangs etwas unsicherer fühlen, doch schnell finden Sie Ihre Balance wieder. In einem zweiten Schritt machen Sie das Gleiche, indem Sie sich auf den wackeligen Untergrund stellen, den Sie aus Decken oder Kissen gebaut haben. Schon mit offenen Augen wird es schwieriger sein, ruhig zu stehen, als auf festem Boden. Indem Sie Ihre Augen schließen, wird es noch wackeliger. Nehmen Sie jetzt Ihre Füße wahr und wie sich Mini-Bewegungen von unten in den ganzen Körper fortsetzen. Mit ihnen stimmen Sie die Position von Kopf, Rumpf und Gliedmaßen mit der Schwerkraft ab.

Wenn Sie so etwa eine Minute gestanden sind, treten Sie zurück auf den festen Boden. Schließen Sie die Augen wieder. Spüren Sie, dass Sie jetzt viel sicherer stehen? Dass sich Ihr Kontakt zum Boden wirklich »satt« anfühlt und Sie sich müheloser aufrichten können (siehe »Die Füße als Basis«)?

Wenn wir an das Gleichgewicht denken, denken wir gemeinhin nicht an unsere Füße. Wir denken in erster Linie an das kleine schneckenförmige Gleichgewichtsorgan im Innenohr, auch Vestibularapparat genannt. Wie die Übung auf wackeligem Untergrund gezeigt hat, funktioniert das Gleichgewicht im Zusammenspiel mehrerer sensorischer Systeme. Ganz wichtig ist auch hier wieder die Propriozeption. Gemeinsam mit den vestibulären Signalen aus dem Innenohr, den Augen und auch dem Berührungssinn sorgt die Propriozeption dafür, unser Gleichgewicht zu gewährleisten. In den Fußsohlen, genauer gesagt in der Plantarfaszie, ist die Dichte von propriozeptiven Rezeptoren besonders hoch.

Deshalb können die Füße uns bei der Orientierung im Raum ganz entscheidend helfen.

Leider stecken wir unsere Füße tagein, tagaus in Schuhe. Noch dazu in Schuhe, deren Sohlen nicht flexibel sind, in denen die Zehen keinen Platz haben und die möglicherweise hohe Absätze haben. Wenn ich beobachte, wie Eltern am Badestrand ihre Kleinkinder ermahnen, doch unbedingt die Sandalen anzuziehen, dann möchte ich am liebsten widersprechen.

In mehreren Millionen Jahren der Evolution hat unsere Spezies ihren einzigartigen Fuß entwickelt, der optimal für den aufrechten Gang konstruiert ist. Die meisten Schuhe, auch Turnschuhe, behindern unsere Füße. Wie soll uns ein Fuß, der sich nicht seiner Natur entsprechend bewegen kann und dem die Möglichkeit genommen wird, propriozeptive Informationen zu sammeln, auf Dauer gesund durchs Leben tragen?

Ich hatte eine Patientin, die mit ihren gut sechzig Jahren sichtbar unsicher auf ihren Füßen unterwegs war. Sie arbeitete als Fremdenführerin in Salzburg und stieg mit ihren Touristen häufig auf unebenen Wegen zur Festung hoch. Weil sie sich stabil fühlen wollte, zog sie dabei konsequent ihre festen Wanderstiefel an. Das änderte aber nichts an ihrer Unsicherheit, wie sie berichtete.

Sie nahm meinen Ratschlag an und versuchte es mit Schuhen, die eine dünnere und flexible Sohle hatten und dem Fuß ein barfußähnliches Laufgefühl ermöglichten. Bei ihrem nächsten Besuch in der Praxis sagte sie, sie wolle diese Schuhe gar nicht mehr ausziehen. Sie fühle sich mit ihnen so viel sicherer beim Gehen!

Spieglein, Spieglein im Gehirn

Haben Sie schon einmal eine Familie beim Sonntagsspaziergang beobachtet und dabei auf Körpersprache und Haltung geachtet? Wenn nicht, dann tun Sie es demnächst doch einmal. Sie werden wahrscheinlich beobachten können, dass der Sohn, der neben oder hinter dem Vater geht, ein auffallend ähnliches Bewegungs- und Gangmuster zeigt. Wenn Mutter und Tochter stehen bleiben und sich unterhalten, bemerken Sie wahrscheinlich, dass Mimik und Gestik sich ähneln.

Oft höre ich von Klienten, die in meine Rolfing-Praxis kommen: Meine schlechte Haltung habe ich geerbt! Ob es sich um hochgezogene Schultern, X-Beine oder einen Rundrücken handelt, immer wieder wird auf Eltern und Großeltern verwiesen. Und es kann durchaus sein, dass alle Frauen in einer bestimmten Familie mit X-Beinen durch die Welt laufen. Nur ist die Schlussfolgerung, die Gene seien dafür verantwortlich, in den allermeisten Fällen falsch. Die Körperhaltung wird nicht vererbt, sondern kopiert – sie ist ansteckend.

Körperhaltung ist ansteckend

Schon als Babys und Kleinkinder sind wir wahre Spezialisten darin, gesehenes Verhalten nachzuahmen. Wir lernen am »Modell«. Das ist eine höchst effiziente Vorgehensweise, die es ermöglicht, uns auch komplexe Fertigkeiten ohne logisches Denken oder Analysieren rasch zu eigen zu machen. Beobachten, nachmachen und immer wieder üben, bis es klappt. Ganz ohne Worte und Erklärung.

Auch als Erwachsene neigen wir dazu, Körperhaltung, Gesichtszüge und Stimmungen unseres Gegenübers zu imitieren. Das ist bei Paaren, die schon lange zusammen sind, besonders augenfällig. Diesen Menschen sind die gemeinsam verbrachten Jahre oft buchstäblich ins Gesicht geschrieben. Sie haben ein ähnliches Muster an Falten, eine ähnliche Mimik, und auch die Körperhaltung und die Bewegungsmuster haben sich angeglichen. In Studien fanden Wissenschaftler der Universität Kalifornien in Davis heraus, dass Partner sogar Atmung und Herzschlag einander anpassen.

Bei Freunden, Verwandten oder anderen näher bekannten Menschen ist diese Nachahmung ja noch nachvollziehbar, werden Sie sagen. Aber warum ertappen wir uns auch immer wieder dabei, unwillkürlich die Haltung eines wildfremden Menschen einzunehmen? Sicher haben Sie das auch schon erlebt. Sie unterhalten sich zum ersten Mal mit jemandem. Sie stehen sich gegenüber, Ihr Gesprächspartner verschränkt die Arme vor der Brust, und wenig später machen Sie es ihm nach. Oder umgekehrt: Sie stützen Ihre Hände auf den Hüften ab und Ihr Gegenüber nimmt die gleiche Haltung ein. Aus der psychologischen Perspektive gesehen ist dieses körpersprachliche Kopieren verständlich: Es schafft eine gewisse Verbundenheit, die für die weitere Kommunikation förderlich ist.

Neurowissenschaftler haben für dieses Kopieren und Imitieren auch in unserem Gehirn eine Erklärung gefunden. Wenn wir sehen, wie jemand etwas tut, simulieren wir diese Handlung in unserem Gehirn. Möglich machen das spezielle Nervenzellen, die Spiegelneuronen.

Die Entdeckung der Spiegelneuronen

Anfang der 1990er-Jahre machte eine Gruppe von Hirnforschern an der Universität Parma ganz zufällig eine wegweisende Entdeckung. In ihrem Forschungslabor untersuchten Giacomo Rizzolatti und seine Kollegen mithilfe von Elektroden, Kabeln und Messgeräten die Gehirne von Affen. Es ging ihnen um Hirnareale und Neuronen, die für die Planung und gezielte Ausführung von

Bewegungen zuständig sind. Immer, wenn die Affen nach Erdnüssen griffen, gab das Messgerät ein Knattern von sich – ein Zeichen dafür, dass Neuronen in der betreffenden Hirnregion aktiv waren. Dann streckte der Versuchsleiter einmal selbst den Arm nach den Nüssen aus, und das Knattern ging wieder los.

Zunächst vermuteten die Wissenschaftler einen Fehler. Doch das Messgerät war keineswegs defekt, wie sich nach mehrfacher Wiederholung herausstellte. Das Gerät schlug an, weil sich das Gehirn der Affen schon beim Beobachten des Nüsse klauenden Versuchsleiters oder eines anderen Affen jedes Mal so verhielt, als würde das Tier selbst die Bewegung ausführen. Die Neuronen im Affengehirn spiegelten das Verhalten des Gegenübers. Daher der Name Spiegelneuronen.

Es dauerte einige Jahre, bis die Welt der Wissenschaft die Tragweite dieser Entdeckung erkannte. Im Jahr 2010 wurden Spiegelneuronen auch beim Menschen nachgewiesen. Sie geben uns nicht nur die Möglichkeit, beobachtete Handlungen zu verinnerlichen und nachzuahmen. Spiegelneuronen können erklären, wie wir das Handeln anderer intuitiv erfassen und dessen Bedeutung verstehen. Oder einfach ausgedrückt: Mit unseren Spiegelneuronen können wir erahnen und erkennen, was im Kopf unseres Gegenübers vorgeht.

Wie sich herausgestellt hat, antworten Spiegelneuronen nicht nur auf Beobachtung von Handlungen, sondern auch auf Sinneseindrücke und Emotionen anderer. Sie tragen zu unserer Fähigkeit bei, uns in die Gefühlswelt anderer Menschen hineinzuversetzen und Empathie zu empfinden – eine Voraussetzung für soziales Miteinander. Indem wir mithilfe der Spiegelneuronen die Körperhaltung, Mimik und Gestik des Gegenübers imitieren, werden auch die Gefühle, die der andere gerade hat, in uns verstärkt.[3]

Es kommt nicht von ungefähr, dass einige Wissenschaftler den Spiegelneuronen eine wichtige Rolle in der Entwicklungsgeschichte unserer Spezies zusprechen. Der Neurologe V. S. Ramachandran geht davon aus, dass Spiegelneuronen die Evolution des Menschen entscheidend vorangetrieben haben.[4]

Auch wenn vieles noch ungeklärt ist und manche Forscher der Meinung sind, die Rolle der Spiegelneuronen werde bisweilen überschätzt – das Studium dieser faszinierenden Zellen gehört derzeit zu den spannendsten Gebieten der Hirnforschung und der Psychologie.

Das Leben prägt unseren Körper

Unser Körper vergisst nichts von dem, was wir erleben. Im Lauf der Jahre sammeln sich allerlei Erfahrungen an, die unsere Haltung und Struktur aus dem Gleichgewicht bringen können. Bei Schmerzen, nach Verletzungen und Operationen nehmen wir Schonhaltungen ein, aus denen wir möglicherweise nicht mehr herauskommen. Selbst eine kleinere Fußverletzung hat immer Auswirkungen auf den gesamten Organismus, wenn wir eine Zeit lang nur das andere Bein voll belasten. Über das Becken und die Wirbelsäule bis hinauf zu Schultern und Nacken setzt sich diese Dysbalance fort. Je länger wir schief durchs Leben laufen, desto schwerer wird es, dieses Haltungs- und Bewegungsmuster wieder loszuwerden. Auch seelische Verletzungen und andere Traumata hinterlassen deutliche Spuren. Schon unsere wankelmütige Tageslaune wirkt sich auf unsere Haltung aus, wie wir sehen werden.

Und es gibt weitere Einflussfaktoren für die Art und Weise, wie wir unseren Körper halten und bewegen. Sie haben mit unserer Sozialisation und Persönlichkeitsentwicklung zu tun. Unsere Erfahrungen mit unserer Umwelt, unsere Erwartungen, Wünsche und Überzeugungen sowie der kulturelle Kontext wirken prägend auf unsere Haltung. Sie haben Einfluss auf das Bild, das wir uns von uns selbst machen, und auf unsere Vorstellungen davon, wie andere uns sehen und über uns denken.

Ausgebremste Luftsprünge

Bei kleinen Kindern können wir beobachten, dass sie noch völlig unbeschwert den ganzen Körper einsetzen, um ihr eigenes Befinden auszudrücken. Bei großer Freude werden da Luftsprünge vollführt, umgekehrt ist bei Trübsal großes Drama angesagt. Kleine Kinder sind authentisch. Ihnen ist es herzlich egal, wie ihr Verhalten aufgefasst und beurteilt wird. Das ändert sich meist mit dem Älterwerden. Wir halten uns zurück, wir »benehmen« uns. Es gelten ungeschriebene Verhaltensregeln, die von der überwiegenden Mehrheit der Menschen eingehalten werden.

Natürlich gibt es gesellschaftlich akzeptierte Ausnahmen. Denken Sie an Fußballspieler, die so gut wie keine Hemmungen kennen, um ihrer Freude nach einem erzielten Tor Ausdruck zu verleihen. Da fallen erwachsene Männer übereinander her, vollführen Saltos und andere bemerkenswerte Kunststücke. In einer solchen Situation ist es auch gesellschaftlich akzeptiert, als Zuschauer am Fernseher und als Fan im Stadion außer Rand und Band zu sein.

Doch im »normalen« Leben werden die Hemmungen mit dem Älterwerden in der Regel größer, unseren Empfindungen im körperlichen Ausdruck freien Lauf zu lassen. Wir lernen, uns zu kontrollieren und unsere Körper- und Sinnesempfindungen zu beherrschen. Wir passen uns an unser Umfeld an. Dabei spielt der Wunsch nach Zugehörigkeit und Anerkennung eine große Rolle, egal in welcher Kultur ein Mensch aufwächst. Uns ist jetzt wichtig, wie andere uns sehen. In Anlehnung an Vorbilder – seien es die Eltern oder Spielkameraden – übernehmen wir Strategien für kontrollierten Gefühlsausdruck. So werden die Gefühle im Lauf des Lebens immer mehr vom Körperempfinden entkoppelt.

Der Neurobiologe Gerald Hüther vergleicht das, was mit den meisten Menschen während ihrer Sozialisation geschieht, mit dem biblischen Bild der Vertreibung aus dem Paradies: »Aus der ursprünglichen Einheit mit sich selbst, mit ihrem Körper herausgefallen, von der Weisheit ihres Körpers abgeschnitten zu sein.«[5]

In meiner Praxis sehe ich nicht wenige Menschen, die aus der Einheit mit ihrem Körper »herausgefallen« sind und das Gespür für ihren Körper verloren haben. Für sie ist der Körper eine Art Maschine, die zu funktionieren hat. Wenn diese Menschen mit Beschwerden in die Praxis kommen und ihre Schmerzen nach der einen oder anderen Sitzung verschwunden sind, stellen sie erleichtert fest: »Ich spüre nichts mehr.«

Der Körper spricht zu uns

Unbewusst reagiert unser Körper immer sowohl auf negative als auch auf positive Empfindungen und Erlebnisse. Diese Erfahrungen nehmen in unserem Körper Gestalt an. Sehr häufig bemerken wir die Reaktionen unseres Körpers im Alltag nicht, doch sie sind spürbar, wenn wir uns dafür sensibilisieren.

Dazu können Sie die folgende Spürübung machen:
Setzen Sie sich aufrecht, aber bequem auf einen Stuhl und lehnen Sie sich an. Sitzen Sie so entspannt wie möglich und spüren Sie Ihre Füße auf dem Boden. Schließen Sie die Augen. Denken Sie nun an ein besonders negatives Erlebnis. Spüren Sie, wie Ihr Körper reagiert? Möglicherweise fühlen Sie in der Magengegend eine leichte Verkrampfung, vielleicht spannt sich auch Ihr Nacken oder Ihre Kiefermuskulatur an. Irgendwo in Ihrem Körper wird diese Erinnerung an das negative Erlebnis spürbar sein. Und die Wahrscheinlichkeit ist groß, dass Sie sich irgendwo anspannen.

Umgekehrt können Sie sich auch ein besonders schönes Erlebnis in Erinnerung rufen. Nehmen Sie wahr, was passiert. Anspannung wird sicher nicht spürbar sein. Vielleicht breitet sich Wärme im Bauchraum oder Brustkorb aus, es huscht Ihnen ein entspanntes Lächeln übers Gesicht und Sie machen spontan einen tiefen Atemzug.

Wenn Sie das nächste Mal im Restaurant oder im Zug sitzen, nehmen Sie wahr, welchen Unterschied es macht, ob ein sympathischer oder ein eher unsympathischer Mensch neben Ihnen sitzt. Wenn Sie neben jemandem sitzen, der Ihnen unsympathisch ist, werden Sie sich mit großer Wahrscheinlichkeit auf der Körperseite leicht anspannen, die diesem Menschen zugewandt ist. Vielleicht weichen Sie mit Teilen Ihres Körpers auch einige Zentimeter zur Seite aus.

Können Sie sich jetzt vorstellen, was mit Ihrer Körperhaltung passiert, wenn sich solche Erlebnisse tagtäglich wiederholen? Zum Beispiel dann, wenn Sie als Kind immer rechts von der strengen Mutter am Tisch gesessen sind oder jahrelang im Großraumbüro neben einem Kollegen, den Sie nicht leiden konnten?

Dramatisch wirken sich traumatische Erlebnisse auf Körperhaltung und -struktur aus. Ich erinnere mich sehr gut an eine Rolfing-Klientin, die mit einer ganzen Reihe von Symptomen zu mir kam. Sie berichtete, sie habe permanente, durch den Körper wandernde Schmerzen, oft Nackenverspannungen, Kopfschmerzen, Probleme mit Hüfte und Knie. Was ich sah, war eine 40-jährige Frau, die sich in ihrem Körper versteckte. Sie war eine leise, zurückhaltende Person mit ebensolcher Körpersprache, Mimik und Gestik. Ich konnte ahnen, dass sie eine schwere Zeit gehabt haben musste. Doch Rolfing ist keine Gesprächstherapie. Wir Rolfer finden über die Arbeit mit seinem Körper Zugang zum Menschen.

Nach den ersten beiden Sitzungen, nachdem wir uns etwas kennengelernt hatten, erzählte die Klientin, ihr Vater sei Alkoholiker gewesen und habe sie oft geschlagen. Auch ihr Exmann habe sie regelmäßig unter Alkoholeinfluss verprügelt. Diese Erlebnisse lagen Jahre zurück, inzwischen hatte die Frau ein anderes Leben. Doch ihr Körper hielt sie noch immer in Anspannung und Verkrampfung gefangen. Sie sah noch immer so aus, als müsse sie sich schützen, als ducke sie sich weg und mache sich klein. Ihre Körperhaltung sprach Bände über ihre persönliche Geschichte.

Wie Gerald Hüther betont, geht unter anderem die Abspaltung von Gefühlen mit muskulären Anspannungen einher, wodurch sich Haltungsmuster verändern. Seelische Verletzungen, die mit dem Gefühl von Ohnmacht, Hilflosigkeit und Ablehnung verbunden sind, werden auf Dauer »verkörpert«. Diese verkörperten Erfahrungen bleiben dann häufig als resignierte oder verkrampfte Haltung sichtbar, auch wenn die ursächlichen Gefühle längst überwunden sind.[6]

Doch auch angenehme Empfindungen können zu Fehlhaltungen führen. Es kommt nicht selten vor, dass Klienten zu mir in die Rolfing-Praxis kommen, bei denen ich eine Rotation und eine seitliche Verschiebung des Brustkorbs sehe. Dann stelle ich eine Frage, bei der sie mich zunächst meist ungläubig ansehen: »Wenn Sie neben Ihrem Partner spazieren gehen, auf dem Sofa oder am Esstisch sitzen, auf welcher Seite befinden Sie sich?« Es ist tatsächlich meistens so, dass der Brustkorb zu der Seite geneigt ist, auf der sich der Partner für gewöhnlich befindet. Immerhin ein Zeichen dafür, dass sich zwei Menschen zugewandt sind. Hier spielen Emotionen und tägliche Gewohnheit ineinander und wirken sich auf die Körperhaltung und längerfristig auch auf die Körperstruktur aus.

Verkörperte Befindlichkeiten

Sie kennen das sicher: Es gibt Tage, an denen einfach alles schiefläuft. Am Morgen stehen Sie mit dem falschen Fuß auf, dann gibt es Ärger im Büro, der PC streikt und zu allem Überfluss gibt es auch noch einen Zwist mit dem Partner. Sie haben vielleicht bemerkt, dass sich an solchen Tagen Ihr Blick mehr als sonst nach unten zum Boden richtet. Sie werden flacher atmen und Sie werden sich wahrscheinlich unbewusst kleiner machen.

Fühlen wir uns schlecht, kraftlos oder ohnmächtig, so machen wir uns tendenziell klein. Wir ziehen uns zusammen und verschließen uns. Wir atmen flacher als sonst und sprechen leiser. Unsere Körpersprache ist verhalten. Beim Gehen machen wir kürzere Schritte, auch die Armbewegungen werden kleiner. Wir scheuen uns, Raum einzunehmen.

Dagegen sind unsere Gesten und Bewegungen expansiver, wenn es uns gut geht und wir uns kraftvoll fühlen. Dann richten wir uns gern auf, heben das Brustbein an und atmen tief durch. Unser Blick richtet sich zuversichtlich nach vorn, vielleicht sogar nach oben. Beim Gehen machen wir dann tendenziell größere Schritte und die Arme schwingen dabei in größeren Bewegungen mit. Wir nehmen mehr Raum ein.[7]

Unsere Körperhaltung und unsere Körpersprache passen sich also unserer Stimmung an. Das ist wohl jedem von uns klar. Umgekehrt gilt aber auch: Unsere Körperhaltung beeinflusst unsere Stimmungslage und unser Wohlbefinden. Und wir wären dumm, wenn wir uns dies nicht zunutze machen würden!

Was wir von Charlie Brown lernen können

Es gibt einen Cartoon von 1960, der bei Rolfern, anderen Körpertherapeuten und Psychologen sehr beliebt ist. Er stammt aus der ehemals erfolgreichen Comicserie »Die Peanuts«. Charlie

Brown erklärt seiner Schwester Sally humorvoll und überzeugend, wie eine Körperhaltung auszusehen hat, die zu einer deprimierten Stimmung passt: Man muss mit gesenktem Kopf durch die Gegend schlurfen und die Schultern hängen lassen. Bloß nicht aufrecht mit erhobenem Kopf dastehen, sonst steigt die Laune!

Eines macht uns Charlie klar: Grundsätzlich haben wir die Wahl, welche Körperhaltung wir einnehmen wollen. Und diese Körperhaltung beeinflusst unsere Stimmung, unsere emotionale Befindlichkeit. Stimmungen sind also ebenso Ergebnis wie Ursache unseres körperlichen Ausdrucks.

Machen Sie doch noch einmal einen einfachen Selbstversuch: Lümmeln Sie sich auf einen Stuhl oder in einen Sessel und lassen Sie den Kopf nach vorn sinken. Dann versuchen Sie, optimistisch zu denken und Glücksgefühle zu empfinden. Gelingt nicht so recht? Versuchen Sie das Gleiche in einer aufrechten Haltung, im Sitzen oder Stehen. Atmen Sie tief durch. Merken Sie, wie viel leichter es nun fällt? Charlie Brown hat recht.

Das Als-ob-Prinzip

»Verhalte dich so, als wärst du guter Dinge, dann wirst du guter Dinge sein.« Radikal einfach. Es war William James, Begründer der Psychologie in den USA, der schon im 19. Jahrhundert die Hypothese aufstellte, dass Menschen eine erwünschte Emotion erzeugen können, indem sie sich so verhalten, als ob sie diese erleben.

James wurde berühmt für seinen Satz »Ich singe nicht, weil ich glücklich bin. Ich bin glücklich, weil ich singe«. Es ist sicher unbestritten, dass Singen allein nicht glücklich macht, wenn uns ein schwerwiegender Umstand, wie etwa der Tod einer uns nahestehenden Person, in tiefe Trauer gestürzt hat. Doch Singen kann helfen.

Ebenso hilft es, bewusst einen freudigen Gesichtsausdruck zu machen, tief durchzuatmen und sich aufzurichten. Selbst wenn wir uns dazu zwingen müssen, aufrecht und erhobenen Hauptes durch die Welt zu gehen, die Stimmung steigt. Mittlerweile belegen zahlreiche Studien und Experimente, dass wir über unsere Körperhaltung und Körpersprache nicht nur die allgemeine Stimmungslage, sondern auch ganz spezifische Emotionen hervorrufen können.[8]

Schauspieler lernen verschiedene Techniken, um eine Figur authentisch zu verkörpern. Die Stanislawski-Methode beispielsweise vertritt den Ansatz, über das Körpererleben und Handeln einer Figur deren wahrhaftige Gefühle zu finden. Körper und Psyche sind eine Einheit, innere und äußere Handlung stehen in Wechselwirkung, wodurch nach Stanislawski »das Äußere dem Inneren hilft und das Innere das Äußere hervorruft«.

Von Posen und Hormonen

Wer Yoga praktiziert, erlebt dessen faszinierende Wirkung jedes Mal aufs Neue: Nach ein paar Sonnengrüßen, Kobra- und Kriegerpositionen mit achtsamer, langsamer und tiefer Atmung fühlt man sich nicht nur einfach gut, sondern stark und unerschütterlich. Nichts kann einen jetzt mehr ins Wanken bringen. Nach der Yoga-Stunde geht man mit einem breiten Lächeln aus dem Studio, als wäre gerade die Sonne aufgegangen. Der stressige Tag im Büro ist komplett vergessen.

Durch Yoga und andere, vor allem achtsame Körperarbeit können wir unser Wohlbefinden gezielt steigern. Wissenschaftliche Studien haben den stressreduzierenden Effekt von Yoga-Übungen nachgewiesen. Durch gezielte Atemtechniken wird der Vagusnerv stimuliert und der Parasympathikus gewinnt die Oberhand – der Teil des autonomen Nervensystems, der für Regeneration, Verdauung und Schlaf zuständig ist. Schon nach wenigen Minuten Yoga in bestimmten Positionen – wie der Kobra – sinkt zudem der Spiegel des Stresshormons Cortisol deutlich.

Die Sozialpsychologin Amy Cuddy von der Harvard Business School hat sich in den vergangenen Jahren eingehend mit der Wirkung von Körpersprache und Körperhaltung auf unsere innere Biochemie beschäftigt. Auch sie arbeitet mit dem »Als-ob-Prinzip«.

Cuddy und ihr Team identifizierten Körperhaltungen, die für Macht und Selbstbewusstsein stehen, und Haltungen, die mit wenig Macht und Selbstbewusstsein assoziiert werden. Die Macht-Posen sind expansiv, der Brustkorb ist offen, Arme und Beine zeigen weit weg vom Rumpf. Insgesamt nimmt der Körper bei diesen Posen viel Raum ein. Bei den Posen der Ohnmacht ist der Kopf gesenkt, der Brustkorb leicht eingesunken, der Rücken rund. Die Arme sind vor dem Oberkörper verschränkt oder im Sitzen zwischen den Beinen eingeklemmt.

Ein erstes Experiment zeigte, dass sich die Probanden nach nur einer Minute in einer Macht-Pose selbst als deutlich stärker, risikobereiter und selbstbewusster einstuften als die Vergleichsgruppe. Dabei war den Teilnehmern allerdings nicht gesagt worden, worum es bei dem Test ging.

In einem zweiten Experiment wurden die Probanden als Vorsichtsmaßnahme sogar mit EKG-Attrappen verkabelt, und es wurde ihnen gesagt, die Elektroden sollten ihren Pulsschlag messen. In Wirklichkeit ging es aber um die Veränderungen im Hormonhaushalt. Vor und etwa fünfzehn Minuten nach jeder Pose wurden Speichelproben der Probanden genommen. Das Ergebnis: Bei Männern wie Frauen bewirkten die Macht-Posen einen Rückgang des Cortisolspiegels (Stress) um 25 Prozent und einen Anstieg von Testosteron (Selbstbewusstsein) um 19 Prozent. Bei den Kandidaten in Ohnmachts-Posen gab es einen

10-prozentigen Testosteron-Rückgang und einen 17-prozentigen Cortisol-Anstieg.[9]

Das Experiment zeigt: Unabhängig von der vorherigen Stimmungslage kann bereits eine Minute in einer expansiven oder aber umgekehrt in einer verkrampften Körperhaltung signifikante Veränderungen bewirken.[10]

Amy Cuddy ist 2012 mit ihrem TED-Talk »Ihre Körpersprache beeinflusst, wer Sie sind« einem Millionenpublikum bekannt geworden. Sie empfiehlt, zum Beispiel vor Bewerbungsgesprächen oder wichtigen Besprechungen einige Minuten lang Power-Posen einzunehmen – auch wenn einem gar nicht danach zumute ist. Sie verspricht: Das kann das Leben verändern!

Ab und zu mal posen?

Schön und gut, werden Sie sagen. Soll ich mich also verstellen und eine Rolle spielen, um mich besser zu fühlen? Sicher bergen Power-Posen auch die Gefahr, sich selbst zu überschätzen und auf Mitmenschen arrogant zu wirken. Vielleicht denken Sie jetzt an den einen oder anderen Herren aus der Chefetage, der sich in Besprechungen stets so unerträglich lässig in seinem Stuhl zurücklehnt, als könne ihm keiner etwas anhaben – ungeachtet seiner tatsächlichen Qualifikation oder seiner sozialen Kompetenzen.

Nein, Sie sollen sich nicht verstellen. Körpersprache und Körperhaltung sollten zu unserer Persönlichkeit passen. Dennoch kann es sicher nicht schaden, mehrmals am Tag bewusst eine offene Körperhaltung einzunehmen, sich aufzurichten, die Arme zur Seite auszustrecken und tief ein- und auszuatmen. Sie werden sich besser fühlen. Das können Sie gern auch ganz für sich allein tun, an einem Ort, an dem Sie niemand sieht.

Unsere Körperhaltung ist Teil unserer Körpersprache. Und wie der Begriff Körpersprache sagt, geht es hier um Kommunikation, um

Interaktion mit anderen Menschen, mit unserer Umwelt. Wir alle wissen, dass unsere Körpersprache Einfluss darauf hat, wie andere uns sehen und was sie über uns denken.

Ohne Frage wirken wir mit einer selbstbewussten Körperhaltung präsenter und offener unserer Umwelt und unseren Mitmenschen gegenüber. Wie im Verlauf dieses Kapitels deutlich geworden ist, haben unsere Körperhaltung und unsere Körpersprache aber auch erheblichen Einfluss darauf, wie wir uns selbst sehen und wie es um unsere Stimmungslage bestellt ist.

Studien haben gezeigt, dass es nicht einmal übertriebener Power-Posen bedarf, um besser mit Stress umgehen zu können und Angst zu reduzieren. Selbst wenn wir einfach eine Haltung einnehmen, die freie Atmung und Aufrichtung ermöglicht, wächst unser Selbstvertrauen. Wir sehen uns in einem positiven Licht. Wir haben mehr Energie und fühlen uns präsenter. Und damit nicht genug: Nachgewiesen ist auch, dass wir mit einer solchen Körperhaltung besser abstrakt denken und Probleme leichter lösen können. Wir gehen mit Kritik souveräner um und können negatives Feedback besser wegstecken. Wenn das nicht genügend Gründe sind, sich um Ihre Körperhaltung zu kümmern! Sie haben die Wahl!

Erinnern Sie sich an den Anfang des Kapitels? Eine gesunde, aufrechte Körperhaltung darf nicht anstrengend sein, sie sollte sich mühelos einstellen. Wie schön wäre es also, wenn Sie gar nicht erst posen müssten! Die Übungen im letzten Teil dieses Buchs sollen Sie unterstützen, sich dabei selbst zu helfen (siehe »Themen und Übungen für eine gesunde Körperhaltung und geschmeidige Bewegungen«). Doch leider ist es oft so einfach nicht.

Nehmen wir das bereits erwähnte Muster, das unter unseren Mitmenschen viel zu häufig anzutreffen ist und eher einer Ohnmachts-Pose gleichkommt: Der Brustkorb ist eingesunken und die

Rippen können sich bei der Atmung nicht mehr ausreichend heben. Die Einatmung fällt schwer. Die Schultern hängen eher traurig nach vorn, der Kopf ebenso. Der Nacken muss mit Anspannung gegenhalten. Auch das Becken und die Beine kompensieren die Schieflage. Und das alles nicht erst seit gestern, sondern vielleicht seit Jahren, wobei sich die Schieflage meist sukzessive verschlimmert. Dann hat sich das Muster der Kompensationen schon fest in den Körper eingeprägt. Es hat sich eingeschrieben in die Faszien, jenes plastische Organ, auf das wir nun einen genauen Blick werfen wollen.

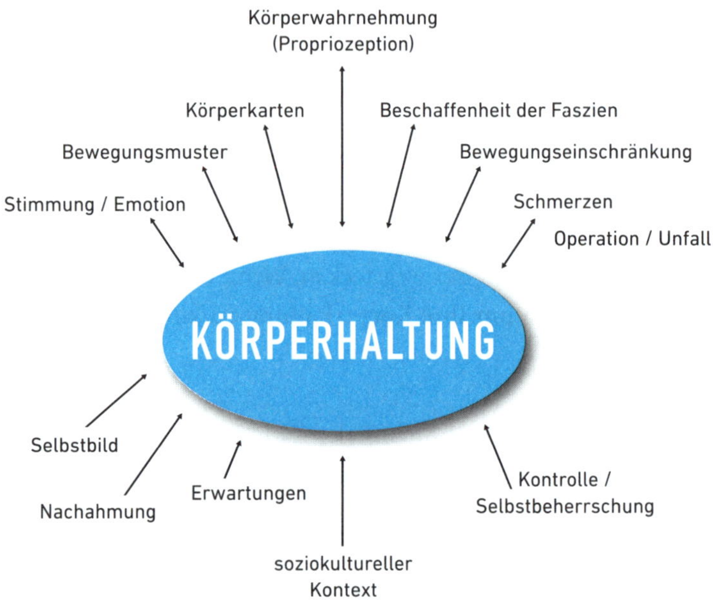

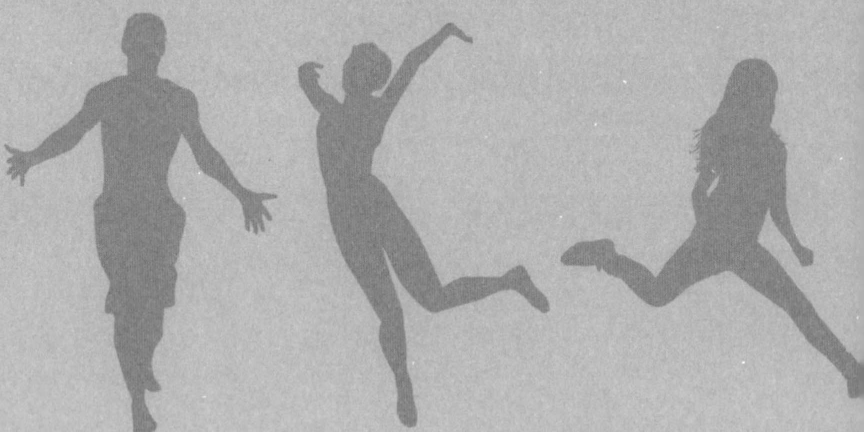

ZWEITER TEIL

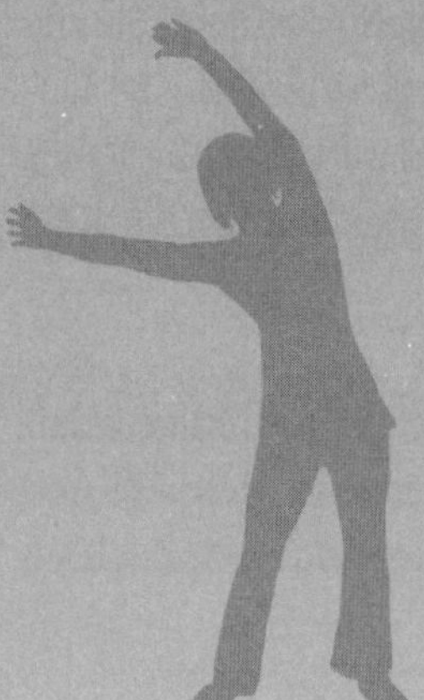

FASZIEN – VOM SCHATTENDASEIN INS RAMPENLICHT

In unserem Körper gibt es ein fantastisches Netzwerk, das erst in den vergangenen Jahren die Beachtung findet, die ihm gebührt: die Faszien. Darunter versteht man das kollagene, faserige Bindegewebe.

Der Begriff Faszie kommt aus dem Lateinischen und bedeutet »Band« oder »Bündel«. Genau genommen gibt es nur eine einzige Faszie, ein Gewebekontinuum aus Häuten, Hüllen und Schichten, das ein dreidimensionales Netz bildet und als untrennbare Einheit funktioniert. Um dennoch einzelne Bereiche differenziert betrachten und benennen zu können, spricht man aber gemeinhin von Faszien in der Mehrzahl.

Fasziengewebe umhüllt und durchdringt jede einzelne Zelle, jeden Nerv, jedes Blut- und Lymphgefäß, jedes Organ, jedes einzelne Muskelbündel genauso wie ganze Muskeln. Sehnen, Bänder und Gelenkkapseln werden zu den Faszien gezählt, ebenso das Unterhautbindegewebe. Direkt unter unserer Haut bildet die Fascia superficialis einen straffen »Taucheranzug«, der den ganzen Körper umhüllt.[11]

Indem Faszien alle Strukturen unseres Körpers in unzähligen kleinen und größeren Hüllen ummanteln, unterteilen sie diese und ermöglichen Gleitbewegungen zwischen den Strukturen. Zugleich

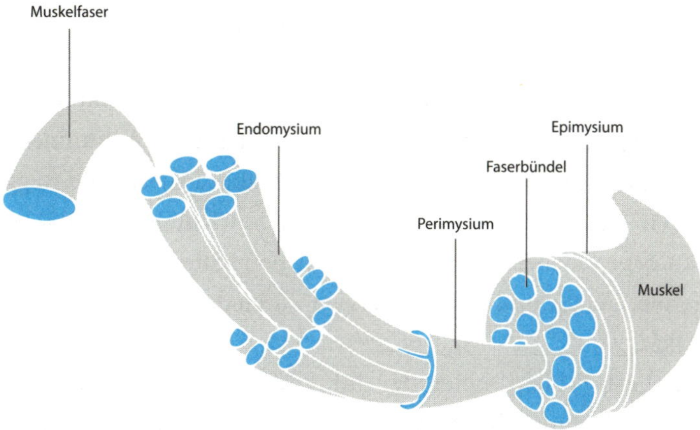

sind all die Hüllen und Stränge miteinander verbunden und vernetzen unseren Körper dreidimensional von außen nach innen, von Kopf bis Fuß. Faszien sind teils zart gewebt und transparent, teils zäh und undurchsichtig – je nachdem, wie sie beansprucht werden. Sie enthalten mal mehr, mal weniger Flüssigkeit. Faszien passen sich an die jeweiligen Anforderungen an und bauen sich entsprechend um.

Es ist schwer, sich dieses lebendige 3D-Netzwerk vorzustellen. Kein Foto und keine Zeichnung kann es adäquat abbilden. Doch es gibt fantastische Videos von Fasziengewebe im lebenden Körper, die der französische Chirurg Jean-Claude Guimberteau während seiner Operationen aufnehmen ließ. Endoskopische Aufnahmen der oberflächlichen Faszienschicht zeigen ein beeindruckendes, lebendiges Netzwerk aus locker verwobenen transparenten und schimmernden Fäden. Diese Fäden sehen aus, als seien sie von Tautropfen benetzt, und sie verschieben, verzweigen und verändern sich ohne Unterlass. Diese Aufnahmen, die ersten überhaupt von Faszien im lebenden Körper, lassen uns erahnen, dass dieses geheimnisvolle Gewebe weit mehr ist als nur eine Verpackung von Muskeln und Organen.[12]

Weshalb ein Genie so lange Zeit verkannt wurde

In der Tat galten die Faszien den meisten Anatomen und Medizinern lange Zeit als reines Verpackungsmaterial. In Anatomiekursen wurden die unscheinbaren Schichten abpräpariert und weggeworfen. Man wollte freien Blick auf die »wichtigen« Strukturen des Körpers haben und diese genauer betrachten – rote Muskeln, Organe, Gefäße und Nerven. Faszien waren dabei einfach nur hinderlich.

Robert Schleip, einer der führenden Faszienforscher, sieht mehrere Gründe für das lange Schattendasein seines Studienobjekts. Nach Schleips Dafürhalten entspricht es der westlichen Medizin und dem männlichen Verstand, etwas zu unterteilen und zu zerlegen, um es dann verstehen zu können. Schließlich ist die westliche Anatomie mit dem Skalpell entstanden. Wie die Knochen wurde auch das Muskelsystem fein säuberlich in getrennte Einzelmuskeln zerlegt, die man zählte und benannte. Dieses Vorgehen ist mit Faszien schlichtweg nicht möglich; wer es versucht, wird bald verzweifelt aufgeben. Denn Faszien sind in alle Richtungen vernetzt, bilden unzählige Taschen und Verzweigungen. So kommt es, dass in den gängigen Anatomiebüchern heute noch immer nur wenige Faszienstrukturen erwähnt und abgebildet sind, und auch sie werden meist als isolierte Einheiten beschrieben. Auf diese Weise kann man Faszien nicht begreifen.[13]

Zum männlichen Denken kommen die Messmethoden: Sie waren bis vor wenigen Jahren schlichtweg nicht gut genug, um Faszien präzise zu untersuchen. Für das Knochengerüst gab es die Röntgenaufnahmen, für die Muskeln die Elektromyografie (EMG), aber für die Faszien hatte man nichts Geeignetes. Zwar haben Osteopathen und Rolfer schon immer mit den Faszien gearbeitet, mit ihren Händen deren Beschaffenheit gespürt und Behandlungserfolge erzielt, doch nach den Kriterien der Wissenschaft war das nicht aussagekräftig.

Erst seit einigen Jahren ist die Auflösung einiger bildgebender Verfahren fein genug, um Faszien genau messen und untersuchen zu können. Mit einem modernen Ultraschallgerät kann man zum Beispiel sehen, ob die große Rückenfaszie bei einem Patienten mit chronischen Rückenschmerzen verdickt ist. Mit der neu entwickelten Sonoelastografie können heutzutage auch Unterschiede der Gewebefestigkeit festgestellt werden. So beginnt die moderne Wissenschaft nun auch, die Wirksamkeit von manuellen Therapien wie Rolfing und Osteopathie zu belegen. Außerdem ermöglichen digitale Technologien nun Methoden für eine dreidimensionale Modellierung, und es werden Denkmodelle möglich, die eine Ganzheit präzise beschreiben, ohne sie in Einzelteile zerlegen zu müssen.

Der Durchbruch für die moderne Faszienforschung

Seit dem ersten Internationalen Faszienkongress 2007 an der Harvard Medical School in Boston hat die Erforschung des faszinierenden Ganzkörpernetzwerks Fahrt aufgenommen. Wissenschaftler, die sich mit Faszien beschäftigen, werden jetzt auf dem internationalen Parkett ernst genommen. Es ist kein Zufall, dass die Pioniere der Faszienforschung aus dem Feld der manuellen Therapien kommen. Einige von ihnen haben noch direkt bei Ida Rolf, der Begründerin des Rolfing, gelernt. Ihnen ist es ein Anliegen, wissenschaftliche Erklärungen für ihre therapeutischen Erfolge zu finden. So auch der Humanbiologe Robert Schleip, Rolfer und Leiter der Fascia Research Group an der Universität Ulm, der die Forschung in Deutschland vorantreibt.[14]

Mittlerweile hat es weitere internationale Faszienkongresse gegeben, auf denen Wissenschaftler aus verschiedenen Fachgebieten ihre Erkenntnisse präsentiert und zusammengeführt haben. Unter anderem sind Schmerzforscher und Sportwissenschaftler auf die Faszien aufmerksam geworden. Zugleich hat sich ein reger Austausch mit Manualtherapeuten wie Rolfern, Osteopathen, Akupunkteuren, Physio- und Bewegungstherapeuten entwickelt.

Dank interdisziplinärer Zusammenarbeit und moderner Untersuchungsmethoden ist es allmählich möglich, die vielfältigen Funktionen der Faszien und ihre Bedeutung für unsere Gesundheit und unser Wohlbefinden zu verstehen. Faszien umhüllen, schützen und polstern nicht nur. Bei Bewegungen wirken sie als elastische Stoßdämpfer. Sie übertragen Kraft und können Energie speichern. Sie sorgen für den Transport von Flüssigkeiten und Nährstoffen. Sie kommunizieren, indem sie Reize und Informationen weiterleiten. Aufgrund der vielen freien Nervenendigungen können Faszien zudem Schmerzen signalisieren. Sie sind außerdem Teil des Immunsystems. Auf einige dieser Punkte werden wir noch genauer eingehen.

Andrew Taylor Still, der Begründer der Osteopathie, prognostizierte bereits 1899:

> »Ich kenne keinen Teil des Körpers, der den Faszien als Forschungsfeld gleichkommt. Ich glaube, dass sich in Zukunft mehr reichhaltige und goldene Einsichten beim Studium der Faszien auftun werden als bei irgendeinem anderen Organ des Körpers.«[15]

Tensegrität – Körperarchitektur neu gedacht

Nehmen wir ein herkömmliches Skelett, so wie es im Anatomieunterricht in der Regel verwendet wird. Wir sehen ein Gerüst aus Knochen, die mit Drähten verbunden sind. Medizinstudenten lernen, wo an diesen Knochen welche Muskeln angeheftet sind und wie diese uns bewegen. Der Körper wird als eine mechanische Konstruktion mit Flaschenzügen und Hebeln gesehen. Nach diesem Erklärungsmodell sind es die knöchernen Strukturen, die den Körper tragen und ihm Stabilität verleihen.

Denken Sie an das Wort »Wirbelsäule«. Es führt in die Irre und impliziert, die Wirbel seien wie Bauklötze übereinandergeschichtet und trügen Gewicht wie die Säulen in einem antiken Tempel. Nach dieser Denkweise lastet das Gewicht des Schädels auf der Halswirbelsäule und das Gewicht von Schädel und Oberkörper auf der Lendenwirbelsäule. Der gesamte Körper lastet wie ein Stapel Bauklötze auf den Füßen.

Therapeutische Ansätze wie das Rolfing und eine Reihe von Wissenschaftler halten eine andere Betrachtung für weitaus schlüssiger. Sie sehen den Körper als Tensegritätsstruktur. Der Begriff setzt sich zusammen aus *tension* (Spannung) und *integrity* (Ganzheit/Zusammenhalt).[16]

Tensegritätsstrukturen bestehen aus starren Druck- und elastischen Spannungskomponenten. Dabei berühren sich die starren Komponenten nirgendwo direkt, sondern sind über die elastischen Komponenten verbunden. Diese wiederum stehen unter Spannung und verteilen die Spannung auf die gesamte Konstruktion. Es handelt sich um eine dynamische Konstruktion, in der einwirkende Kräfte immer auf das Ganze übertragen werden. So kann sich das System selbst stabilisieren. Wirkt eine Kraft auf eine Seite einer Tensegritätsstruktur ein, gibt die ganze Struktur nach, um diese Kraft aufzunehmen. Die einwirkende Kraft wird auf die gesamte Konstruktion verteilt. Bei allzu großer Belastung würde auch eine Tensegritätsstruktur brechen – allerdings ziemlich wahrscheinlich nicht an der Stelle, an der die Kraft von außen eingewirkt hat, sondern dort, wo sich eine Schwachstelle im System befindet.

Tensegritätsstrukturen zeichnen sich dadurch aus, dass Stabilität und Zusammenhalt durch eine kontinuierliche Zugspannung – und nicht durch Kompression wie in der üblichen Bauweise – gewährleistet werden.

Faszien als Zugspannungsnetzwerk – Voraussetzung für gesunde Körperspannung

In den vergangenen Jahrzehnten haben Wissenschaftler die Tensegrität als ein universelles biologisches Modell identifiziert. Vom Virus bis zum Wirbeltier, selbst in jeder einzelnen Zelle lässt sich das Tensegritätsprinzip entdecken. Man spricht von Biotensegrität. Sie revidiert die jahrhundertealte Vorstellung, wonach das Skelett von Lebewesen das form- und haltgebende Gerüst für das weichere Gewebe bildet, zugunsten der Vorstellung eines körperweiten Fasziengewebes, in dem die Druckelemente (bei Wirbeltieren und Menschen die Knochen) »schwebend« eingebunden sind.[17]

Natürlich sind Lebewesen sehr viel komplexer und gewissermaßen unübersichtlicher als eine einfache Tensegritätsstruktur. Dennoch wird durch ein solches Modell klar, dass alles mit allem zusammenhängt und eine Veränderung an einer Stelle sich immer auf das Ganze auswirkt. Das Tensegritätsmodell verdeutlicht außerdem anschaulich, dass es nicht die starren Komponenten (die Knochen) sind, die für Stabilität und für eine Aufrichtung des Körpers sorgen. Die Knochen berühren sich tatsächlich fast nirgendwo im Körper direkt, sondern sind durch bindegewebige Strukturen flexibel miteinander verbunden – durch Knorpel, Kapseln, Bänder und Sehnen. Innerhalb eines Spannungsnetzwerks aus Bindegewebe werden sie gehalten und bewegt.

Mit diesem Konzept ist auch die Wirbelsäule besser zu verstehen. Sie ist keine tragende Säule, sondern eine höchst bewegliche Wirbelkette oder Wirbelschlange aus vielen Teilen, die von Bändern und anderen Faszienstrukturen sowie kleinen Muskeln umspannt sind.

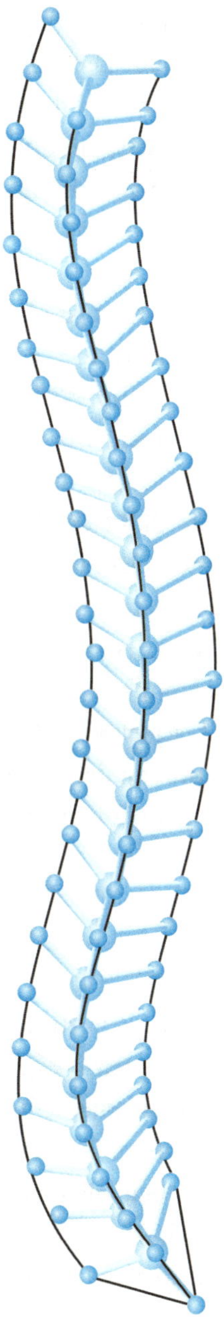

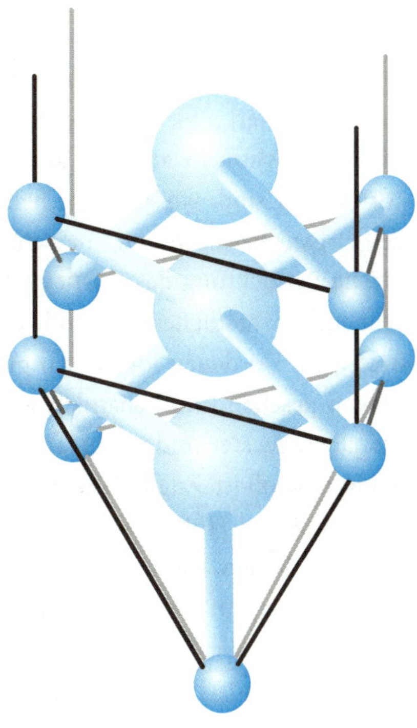

Ein wesentliches Merkmal der Biotensegrität ist, dass innerhalb des Fasziennetzes ununterbrochen Spannung besteht. Diese Eigenspannung muss erhalten bleiben, um das System zu stabilisieren. Auch Muskeln haben in Ruhe eine gewisse Eigenspannung, einen Ruhetonus. Wenn wir also von körperlicher »Entspannung« sprechen, ist damit gemeint, unnötige und kontraproduktive Spannung zu lösen.

Wichtig ist die Ausgewogenheit der Spannungsverhältnisse im Fasziennetzwerk. Sie entscheidet wesentlich darüber, wie geschmeidig Muskeln arbeiten können, wie Knochen und Wirbel positioniert sind, wie Gelenke belastet werden, ja auch, wie frei sich Organe bewegen und funktionieren können.

Die Betrachtung des Körpers als Tensegritätsstruktur ermöglicht ein ganzheitliches Denken in der Therapie und Behandlungsstrategien, bei denen lokale Symptome in größeren Zusammenhängen gesehen und behandelt werden. Dann wird klar, warum das alleinige Herumdoktern an lokalen Schmerzpunkten meist wenig sinnvoll ist. Zugleich erklärt sich, weshalb beispielsweise bei Problemen mit Hüfte oder Knie schon die Behandlung der Füße Abhilfe schaffen kann. Hilfreich in diesem Zusammenhang ist auch das Konzept der myofaszialen Leitbahnen.

Myofasziale Leitbahnen nach Thomas Myers

Faszien übertragen Kräfte nicht nur von einzelnen Muskeln zu anderen Muskeln und Knochen, sondern über lange Ketten ins gesamte Körpernetz. Im menschlichen Körper kann man eine Reihe von Muskel-Faszien-Ketten identifizieren, die für unsere Haltung und unsere Bewegungen besonders wichtig sind. Anschaulich hat sie Thomas Myers in seinem überaus erfolgreichen Buch *Anatomy Trains. Myofasziale Leitbahnen* beschrieben, das mittlerweile zahlreichen Körpertherapeuten als ein Standardwerk dient.[18]

Über die sogenannten myofaszialen Leitbahnen werden Belastungen und Spannungen durch den Körper weitergeleitet. Im Folgenden sollen einige der wichtigsten grob vorgestellt werden, ohne tiefer in die Anatomie einzusteigen.

Die oberflächliche Rückenlinie

Wenn Sie sich nach vorn beugen und den Oberkörper Richtung Füße hängen lassen, dehnt dies eine Kette, die oberflächliche Rückenlinie genannt wird. Sie reicht von der Plantarfaszie der Fußsohle über die rückwärtige Seite von Waden und Oberschenkeln hinauf zu den Sitzhöckern, weiter über starke Bänder zum Kreuzbein, dann hoch über die Rückenstreckermuskulatur, Nacken und Rückseite des Schädels bis zur Stirn (siehe die linke Abbildung auf Seite 62). Auch beim »nach unten schauenden Hund« im Yoga wird diese ganze Faszienkette gedehnt. Beim aufrechten Stehen unterstützt uns die oberflächliche Rückenlinie, ist kontinuierlich aktiv und verhindert, dass wir vornüberklappen.

Die oberflächliche Frontallinie

Auf der Vorderseite des Körpers, von der Oberseite der Füße über die Schienbeinmuskeln, die vorderen Oberschenkelmuskeln zum Becken, über die gerade Bauchmuskulatur zum Brustbein hinauf und dann zu den Seiten des Schädels verläuft die oberflächliche Frontallinie (siehe die rechte Abbildung auf Seite 62). Anteile dieser Muskel-Faszien-Kette und auch tiefere Strukturen auf der Vorderseite des Oberkörpers sind sehr häufig kontrahiert und verkürzt. Die Frontallinie wird gedehnt, wenn wir uns zurückbeugen, meist allerdings nur in Teilbereichen. In der Gänze gedehnt wird sie zum Beispiel bei der Übung »Rad« im Yoga oder der »Brücke« im Turnen.

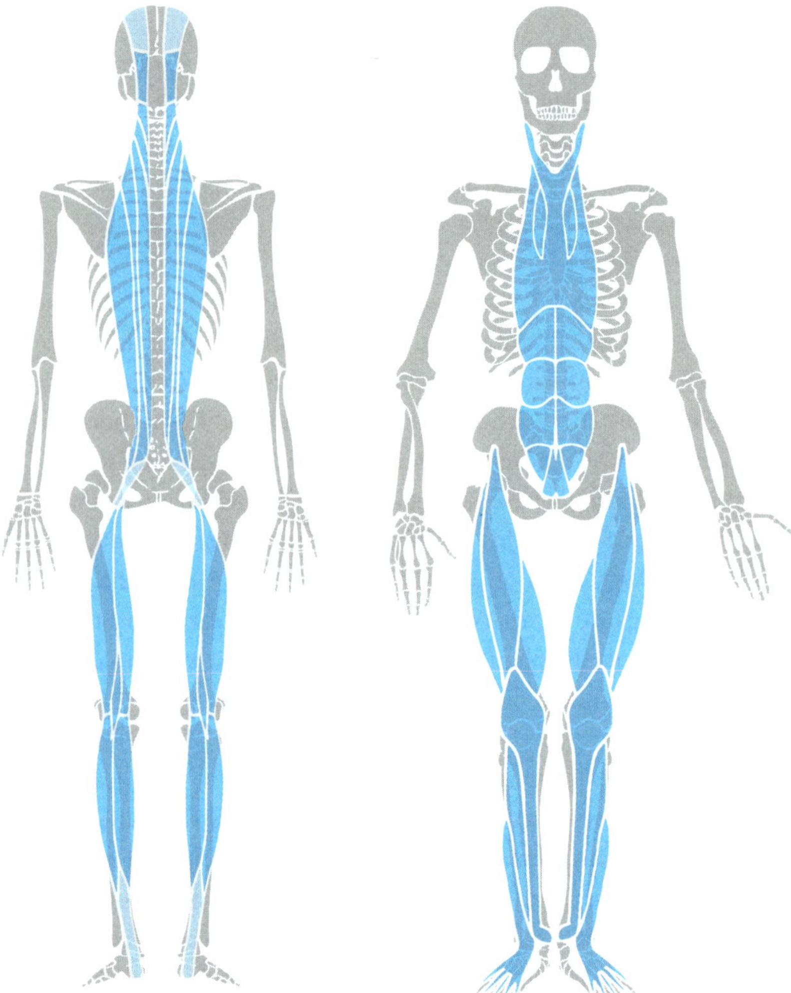

Die Laterallinien

Diese beiden Muskel-Faszien-Ketten »klammern« die beiden Außenseiten des Körpers ein. Sie beginnen außen an der Fußsohle, verlaufen dann um die äußeren Fußknöchel seitlich an Unter- und Oberschenkeln hinauf, dann wie ein Korbgeflecht um die Rippen und schließlich hoch bis etwa auf Höhe der Ohren (siehe die linke Abbildung auf Seite 63).

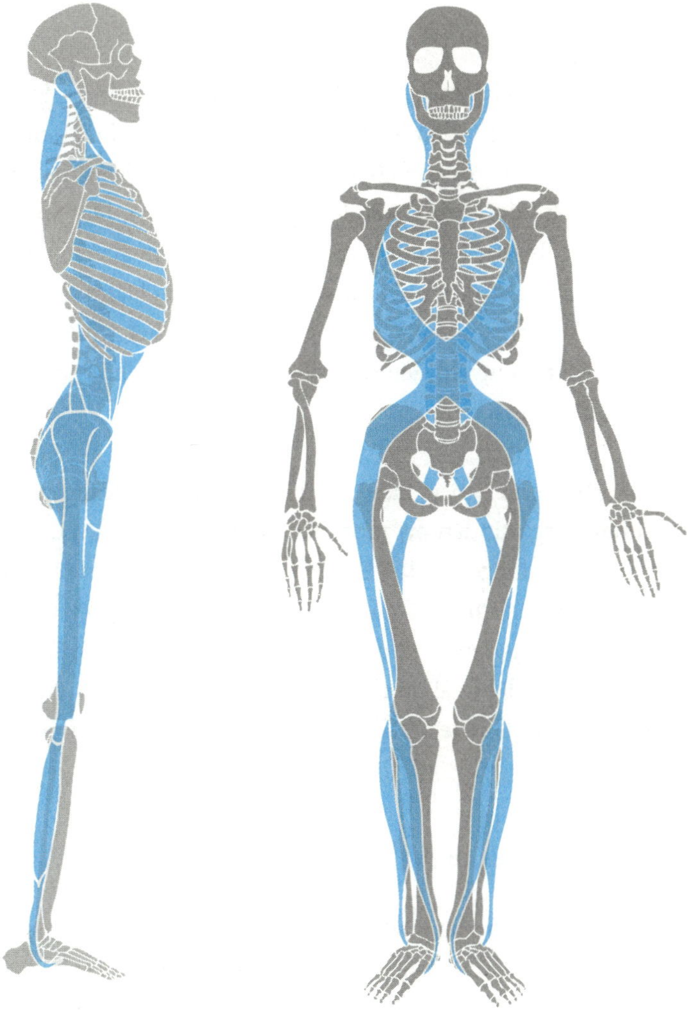

Aufgabe der Laterallinien ist die Balance zwischen Vorder- und Rückseite des Körpers ebenso wie zwischen rechter und linker Körperseite. Diese Linie stabilisiert Rumpf und Beine bei Bewegungen und bremst zu starke Seitneigung und Rotation des Oberkörpers.

Die Spirallinie

Wie eine Doppelspirale umhüllt diese Linie den Körper. Sie überschneidet sich an vielen Stellen mit den anderen Linien, und ihre Strukturen sind meist auch Bestandteil anderer Muskel-Faszien-Ketten (siehe die rechte Abbildung auf Seite 63). Die Spirallinie ermöglicht Rotationen im Körper und sorgt beim Gehen unter anderem für eine exakte Knieführung. Eine ideale Haltung mit Wirbelsäulenrotation ist im Yoga das »Dreieck«. Hier wird der obere Teil der Spirallinie auf der Seite der Öffnung gedehnt und auf der Gegenseite angespannt.

Wie Sie bemerkt haben, habe ich mehrere Yoga-Haltungen im Zusammenhang mit den myofaszialen Leitbahnen erwähnt. Im Yoga werden meist lange Muskel-Faszien-Ketten angesprochen, und das ist sehr wertvoll für die Gesundheit des Ganzkörpernetzwerks der Faszien. Um Faszien fit zu erhalten, sollten diese langen Ketten sowohl passiv gedehnt als auch aktiv stimuliert werden. Weitere Beispiele dazu finden Sie am Ende des Kapitels über Training für die Faszien.

Faszien als Organ der Form

»Beim Rolfing arbeiten wir an der Aufrichtung der Körpersegmente entlang einer Linie. Wir richten die Myofaszialstruktur auf, die das System des Bindegewebes bildet. Die Faszien sind das Organ der Struktur. Die verschiedenen Faszienschichten bilden jenes Organ, das dafür sorgt, dass sich der Körper in der dreidimensionalen materiellen Welt adäquat hält. Dieses Organ der Struktur ist ein sehr elastisches, plastisches Medium.«[19]

Die Begründerin des Rolfing, Ida Pauline Rolf (1896–1979), hat die tragende Rolle der Faszien im Körper bereits frühzeitig erkannt. Zu ihren Lebzeiten steckte die Bindegewebsforschung in den Kinderschuhen, und das Konzept der Biotensegrität stand auch noch nicht im Raum. Rolf bezeichnete die Faszien schon Mitte des vergangenen Jahrhunderts als »Organ der Form«. Und es ist tatsächlich so: Würde man alle anderen Bestandteile aus dem Körper entfernen und nur die Faszien übrig lassen, so blieben Struktur und Form dieses Körpers doch bis ins Detail erhalten.

Spannend sind in diesem Zusammenhang Forschungen im Bereich der regenerativen Medizin.

Für Aufsehen sorgten beispielsweise Doris Taylor und ihr Team vom Texas Heart Institute. Sie stellten der Öffentlichkeit ein »Gespensterherz« vor. Sie hatten das Herz eines Schweins entnommen und mit einem speziellen Verfahren fast alles zelluläre Material entfernt. Übrig blieb ein durchscheinendes Gerüst aus Proteinen wie Kollagen, dem formgebenden Bestandteil der Faszien. Sowohl die Struktur des ursprünglichen Herzens als auch die Form jedes einzelnen Herzkranzgefäßes blieb erhalten. Ziel der regenerativen Mediziner ist es, in naher Zukunft mithilfe solcher Gerüste und menschlicher Stammzellen verschiedene Organe für Transplantationen zu züchten.

Faszien unter die Lupe genommen

Es ist an der Zeit, tiefer in die Welt der Faszien einzutauchen und uns das Bindegewebe und seine Bestandteile aus allernächster Nähe anzusehen. Hier finden wir eine Welt von fließender Dynamik. Der Wasseranteil des Bindegewebes liegt bei bis zu 75 Prozent. Und wir werden sehen, dass die Fähigkeit zur Wasserbindung enorm wichtig für die Gesundheit der Faszien ist. Neben jeder Menge Wasser zählen zu den Protagonisten in den Faszien Kollagen- und Elastinfasern, die Bindegewebszellen (Fibroblasten) sowie zahlreiche Makromoleküle (Zucker-Eiweiß-Verbindungen), von denen uns vor allem die wasserbindenden Proteoglykane interessieren.

Die Bindegewebszellen sind die Baumeister im Gewebe. Sie produzieren Fasern, Proteoglykane und allerlei andere Moleküle, die sie in die extrazelluläre Matrix abgeben. Die Fasern in dieser Matrix haben vor allem die Funktion, Zugkräfte elastisch aufzufangen. Je nach Körperregion und Art der Beanspruchung finden wir feste und zugkräftige Fasern, gut dehnbare Fasern oder eine Kombination von beiden. Die gelartige Grundsubstanz um Fibroblasten und Fasern stützt, polstert und wirkt kompressionsdämpfend. Ihr Zustand beeinflusst, wie gut sich die Zellen entwickeln, teilen und ihren vielfältigen Aufgaben nachkommen können. Jede Zelle ist extrem auf eine gesunde Matrix angewiesen. Sauerstoff und Nährstoffe werden durch sie hindurchtransportiert, Abfallstoffe entsorgt. Die Matrix informiert die Zellen auch über das mechanische und biochemische Geschehen um sie herum. In ihr sind die sensorischen Rezeptoren zu finden, die wir für unsere Körperwahrnehmung brauchen. Es liegt auf der Hand, dass all diese Prozesse nur optimal funktionieren können, wenn der Lebensraum Matrix gute Bedingungen bietet.

Sie sehen, die Faszien sind weit mehr als ihre Bestandteile. Sie sind ein Universum, in dem alles ineinandergreift, miteinander kommuniziert und voneinander abhängig ist.

Fibroblasten – die Baumeister der Faszien

Die Bindegewebszellen, die sogenannten Fibroblasten, sind vielseitige Netzwerker. Sie produzieren ohne Unterlass formgebende Kollagen- und Elastinfasern, reparieren und bessern aus. An anderer Stelle sorgen sie dafür, dass alte Fasern abgebaut werden. Fibroblasten sind also für die Instandhaltung und Erneuerung des Fasernetzes in den Faszien zuständig. Innerhalb eines Jahres tauschen diese Zellen etwa die Hälfte des Fasernetzes aus. Sie passen es auch an neue Anforderungen an, zum Beispiel, wenn wir uns häufiger sportlich betätigen. Gut zu wissen, denn das heißt auch:

Wir können etwas für ein gesundes, zugfestes und geschmeidiges Bindegewebe tun.

Wenn wir einen Körperbereich stärker bewegen und belasten, ob im Sport oder im Alltag, antworten die Fibroblasten mit Bautätigkeit. Sie stellen neue Fasern her und legen sie dort in der Matrix ab, wo sie gebraucht werden.

Wie wissen die Fibroblasten, was sie zu bauen und zu reparieren haben? Die Zellen brauchen Reize, damit sie aktiv werden. Vor allem sind es die mechanischen Kräfte, die auf das Bindegewebe wirken. Wenn Fibroblasten Druck und Zug ausgesetzt sind, werden sie verformt. Das geschieht bis ins Innere der Zelle hinein, denn die Kräfte werden über das Zellskelett mit seinen Fasern in die Tiefe weitergeleitet. So wird der Fibroblast angeregt, beispielsweise mehr Proteine und Proteoglykane herzustellen oder aber sich zu teilen. Weitere Reize, die Fibroblasten steuern, kommen aus Hormondrüsen, dem Immunsystem, dem vegetativen Nervensystem und durch Entzündungsfaktoren aus dem Blut und aus der Nahrung.[20]

Wer sich eine Verletzung wie zum Beispiel eine offene Wunde zuzieht, kann sich auf Fibroblasten als Teil der Feuerwehr verlassen. Dann nämlich sind diese Zellen nicht nur schneller am Werk als bei normaler mechanischer Belastung des Körpers, sie eilen sogar zu ihrem Einsatzgebiet. Vielleicht ist »eilen« etwas übertrieben, denn Fibroblasten kriechen eher. Sie schaffen 0,05 Millimeter pro Sekunde. Aber das reicht aus. Wenn sie gerufen werden, kriechen Fibroblasten also entlang der Fasern im Bindegewebe zur Wunde und ziehen dort die Wundränder zusammen. Danken Sie also Ihren Fibroblasten, dass Narben meistens kleiner sind, als es die Wunden waren. Fibroblasten, die an der Wundheilung beteiligt sind, nennen die Fachleute Myofibroblasten (siehe auch »Myofibroblasten: Faszien können sich aktiv zusammenziehen«).

Fibroblasten haben eine Reihe weiterer Aufgaben in den Faszien. Sie produzieren neben Fasern auch zahlreiche andere Matrixmoleküle, unter anderem Proteoglykane. Diese haben eine relativ kurze Lebensdauer, und Fibroblasten sind konstant damit beschäftigt, geschädigte Proteoglykane zu ersetzen. Fibroblasten kümmern sich also sowohl um die Reparatur des Fasernetzes als auch um die Qualität der wasserreichen Matrix.

Das Fasernetz aus Kollagen und Elastin

Kollagen[21] ist ein Strukturprotein und zeichnet sich durch seine enorme Zugfestigkeit aus. Die Fasern aus Kollagen sind extrem raffiniert aufgebaut. Sie sind tatsächlich zugfester als Stahl! Darum verwundert es nicht, dass besonders viele davon in den Teilen des Fasziennetzes eingebaut sind, die starker Zugbelastung standhalten müssen: in Sehnen, Bändern und festen Kapseln zum Beispiel. Es ist aber nicht nur die Dichte der Fasern, die über die Belastbarkeit entscheidet, sondern auch die »Webart«. Oder besser umgekehrt: Unterschiedliche Aufgaben führen zu unterschiedlichen Webarten.

Die Achillessehne zum Beispiel ist beim Laufen der Länge nach starker Zugbelastung ausgesetzt. Dort findet man nicht nur eine besonders hohe Dichte an Kollagenfasern. Die Fasern sind auch parallel, und zwar in Zugrichtung angeordnet. So ist es auch in anderen Sehnen und Bändern. Sie sind perfekt gebaut!

Wird ein Gewebe dagegen in mehreren Richtungen beansprucht, sind die Kollagenfasern gitterartig angeordnet. Beispiele hierfür sind die Muskelfaszien und die großflächige Rückenfaszie (Lumbalfaszie). Bei der Lumbalfaszie haben die Fibroblasten Kollagenfasern nicht nur in verschiedenen Richtungen, sondern auch in mehreren Lagen überkreuz gewebt. So kann die Lumbalfaszie in nahezu jede Richtung Kräfte übertragen und Belastungen standhalten.

Eine weitere Faszien-Spielart ist das weiche Bindegewebe, beispielsweise rund um Organe im Bauchraum. Hier ist die Aufgabe eher eine schützende und polsternde. Wir finden deshalb ein lockeres, weitmaschiges Netz aus Kollagenfasern, und der Wasser- und Fettgehalt im Gewebe ist deutlich höher.

Elastin gehört ebenfalls zu den Strukturproteinen. Wie der Name schon sagt, zeichnet es sich durch seine elastische Eigenschaft aus. Elastinfasern lassen sich wie ein Gummi dehnen und kehren anschließend in ihre ursprüngliche Form zurück. Wenn man sie allerdings überfordert und um mehr als einhundert Prozent dehnt, reißen diese Fasern. Deshalb bedient sich die Natur hier eines schlauen Tricks: Elastinfasern sind zwischen Kollagenfasern eingewoben, die wesentlich zugkräftiger sind und deshalb im Normalfall ein Reißen der Elastinfasern verhindern. Elastin ist in weit geringeren Anteilen im Bindegewebe zu finden als Kollagen, und zwar vor allem in den Strukturen, die keiner starken Zugspannung ausgesetzt sind, aber dafür häufig ihre Form verändern – wie Harnblase, Lungengewebe und Arterien.

Proteoglykane und Wasserbindung in den Faszien

Zwischen Fasern und Zellen sind in der Matrix große Mengen Makromoleküle eingebettet. Die Proteoglykane stellen den größten Anteil. Das sind Moleküle aus einer Proteinkette mit seitlich daran angehängten Ketten unterschiedlicher Zuckerverbindungen namens Glykosaminoglykane (GAG). Diese GAGs können Unmengen an Wasser binden. Das bekannteste GAG ist das Hyaluronan (früher Hyaluronsäure), das als Zutat in Gesichtscremes oder als Injektion zur Faltenreduzierung verwendet wird. Neben dem Hyaluronan gibt es vier weitere GAGs unterschiedlicher Zusammensetzung im Bindegewebe, ihr Vorkommen variiert je nach Körperregion. Die Wassermoleküle legen sich wie ein dicker, polsternder Mantel um die GAGs. Ein Proteoglykan kann so das bis zu Zehntausendfache seines eigenen Volumens an Wasser binden.

Indem sie Kissen aus wasserhaltigem Gel bilden, sorgen die Proteoglykane für schützende Polster im Gewebe. So nehmen sie einwirkende Kräfte auf, stabilisieren auch die Kollagenfasern und schützen sie vor Überlastung.

Myofibroblasten: Faszien können sich aktiv zusammenziehen

Stress und Verspannung – diesen Zusammenhang kann wohl jeder von uns nachvollziehen. Wie genau das Bindegewebe auf Stress im weitesten Sinn reagiert, ist seit Jahren Gegenstand von wissenschaftlichen Untersuchungen. Klar ist inzwischen: Faszien können sich unabhängig von Muskeln zusammenziehen, und es gibt eine Wechselbeziehung zwischen Faszientonus und autonomem Nervensystem. Wenn die Sympathikusaktivität erhöht ist – zum Beispiel bei Stress, Angst, großen Herausforderungen –, verändert der Organismus die Produktion bestimmter Proteine (Zytokine), die auch einen Einfluss auf den Faszientonus haben. Diese Zytokine bewirken unter anderem, dass sich normale Fibroblasten in Myofibroblasten verwandeln und dann das Gewebe zusammenziehen können. Um diese sogenannte Kontraktilität genauer zu untersuchen, führten Faszienforscher Robert Schleip und sein Team Messungen mit Gewebeproben aus der Lumbalfaszie (Rückenfaszie) von Ratten durch. In einigen Proben fand sich eine auffällige Dichte an Myofibroblasten. Im Reagenzglas setzten die Wissenschaftler das Fasziengewebe nun verschiedenen Substanzen aus. Sie stellten fest, dass ein bestimmtes Zytokin namens TGF-ß1, auf dessen Konzentration im Körper der Sympathikus einwirkt, besonders starke Gewebekontraktionen hervorruft. Innerhalb von mehreren Stunden können diese Kontraktionen eine Versteifung der Faszie bewirken, die kräftig genug ist, um die Stabilität im unteren Rücken zu beeinflussen. Das zumindest lässt sich aus Berechnungen schließen, die man auf Grundlage der Laborexperimente gemacht hat. Das vermehrte Vorhandensein von Myofibroblasten in der Rückenfaszie ist zudem ein Hinweis dafür, dass es dort häufig kleinste Verletzungen mit Entzündungsreaktionen geben könnte. Interessant zu wissen: Auch bei Erkrankungen wie der Frozen Shoulder und bei einigen rheumatischen Beschwerden sind Myofibroblasten übereifrig am Werk und sorgen so für Steifigkeit.

Webarten und Vorkommen von Faszien

Auch wenn es sich bei den Faszien um ein einziges durchgängiges Netzwerk handelt, können wir je nach Körperregion verschiedene Webarten und Funktionen unterscheiden.

- Locker gewebte Faszien: Hier überwiegt die wasserbindende Grundsubstanz, Kollagen- und Elastinfasern haben einen geringeren Anteil. Diese Art von Faszien speichert vor allem Wasser und Fett. Lockeres Bindegewebe befindet sich im Unterhautgewebe und überall im Körper als »Füllmaterial«. Es dient dort dem Schutz der Organe und ermöglicht die Verschiebbarkeit zwischen ihnen. Durch das lockere Bindegewebe verlaufen Nerven, Blut- und Lymphgefäße. Locker gewebte Faszien lassen sich leicht dehnen.
- Straff gewebte, faserreiche Faszien: Sie enthalten einen großen Anteil an Kollagenfasern und sind besonders strapazierfähig. Zwar sind sie weniger leicht dehnbar als lockeres Bindegewebe, doch dafür umso belastbarer durch Zugkräfte. Die Kollagenfasern überkreuzen sich entweder gitternetzartig oder sind vorwiegend parallel angeordnet. Netzartig gewebte Faszien finden wir als Hüllen von Muskelfasern, -strängen und ganzen Muskeln, als Lumbalfaszie am Rücken und als Kapseln von Orga-

nen. Dichtes, faserreiches Bindegewebe umhüllt auch die Blutgefäße und Nervenbahnen. In Sehnen und Bändern sowie der Plantarfaszie an der Fußsohle verlaufen die Kollagenfasern vorwiegend parallel, und zwar in Zugrichtung.

Gesunde Faszien sind gut »bewässert«

Eine ausreichende Flüssigkeitsversorgung ist immens wichtig für die Gesundheit der Faszien. Die Fähigkeit zur Wasserbindung entscheidet über die biomechanischen Eigenschaften der Faszien – die Gleitfähigkeit, die Stabilität, die Anpassungsfähigkeit und auch die Kapazität der Energiespeicherung. Gut bewässertes Fasziengewebe kann Kissen in den Gelenken bilden, für reibungslos gleitende Bewegungen zwischen den Muskeln sorgen und Abstand zwischen den Organen gewährleisten. »Saftige« Faszien sind stabil und geschmeidig zugleich. Selbst Sehnen bestehen aus 65 bis 75 Prozent Wasser! Ein hoher Wassergehalt ermöglicht einer Faszie eine optimale elastische Rückfederung, indem sie kinetische Energie aufnimmt und dann katapultartig wieder abgibt.

Ungesund wird es, wenn Faszien dehydrieren. Das geht nicht nur auf Kosten von Elastizität, Geschmeidigkeit und Gleitfähigkeit. Auch die Biochemie entgleist, wenn Flüssigkeitsspeicherung und -austausch beeinträchtigt sind. Denn die Nährstoffe für die Zellen werden über die Blutbahn transportiert. Doch die feinen Blutgefäße (Kapillaren) reichen nicht bis in die Zellen hinein, sie ziehen sich durch die extrazelluläre Matrix. Von dort nehmen die Zellen dann ihre Nährstoffe auf, und Abfallprodukte werden wieder über die Kapillaren und in geringerem Umfang auch über die Lymphe abtransportiert. Bei einer Dehydration des Gewebes gelangen Sauerstoff und Nährstoffe nicht mehr ungehindert in die Zellen (und auch in die Kollagenfasern), die Abfallprodukte können nicht mehr gut entsorgt werden. In der Folge funktioniert auch die Hormon- und Enzymproduktion nicht mehr wie zuvor. Die Grundsubstanz der Matrix wird zäher, sie dickt ein. Spürbar und sichtbar sind dann zum Beispiel Verdickungen oder unangenehme Verhärtungen im Bindegewebe unter der Haut.

Dehydration – warum Faszien »austrocknen«

Wie kommt es, dass Faszien nicht mehr ausreichend Flüssigkeit speichern? Wie wir wissen und möglicherweise bereits an unserem eigenen Körper erleben, verliert unser Bindegewebe mit zunehmendem Alter langsam seine Fähigkeit zur Wasserbindung. Liegt der Wasseranteil unseres gesamten Körpers in der frühen Kindheit noch zwischen 70 und 80 Prozent, so sind es im fortgeschritteneren Alter nur noch 45 bis 55 Prozent. Das zeigt sich an der Oberfläche unseres Körpers durch immer mehr Falten. Aber natürlich ist auch jedes Gewebe im unsichtbaren Inneren betroffen. Dieser Alterungsprozess der Faszien lässt sich nicht gänzlich stoppen, wohl aber ausbremsen. Denn es gibt durchaus vermeidbare Ursachen für eine Dehydration der Faszien.

Bewegungsmangel ist eine der primären Ursachen. Auch wenn Sie über einen längeren Zeitraum Stress ausgesetzt sind, geraten die biochemischen Prozesse in der Grundsubstanz ins Stocken. Gleiches geschieht bei einer Übersäuerung des Körpers durch falsche Ernährung. Und sogar die Sportler unter uns laufen Gefahr, dass ihre Faszien dehydrieren. Denn bei jeder Spannungsbelastung wird aus den beteiligten Faszien Wasser herausgepresst. Wer einen Marathon läuft, dessen Achillessehne ist hinterher tatsächlich spröder. In allen Fällen kommt es zu einer lokalen Übersäuerung und zum »Eindicken« der Grundsubstanz.[22]

Was genau passiert bei Bewegungsmangel? Die Mehrheit der Wissenschaftler geht davon aus, dass zunächst die Matrixsynthese leidet. Das heißt: Weil Druck- und Zugreize fehlen, produzieren die Fibroblasten weniger wasserbindende Proteoglykane und andere Moleküle. Untersuchungen haben gezeigt, dass nach neun Wochen Immobilisation mehr als 40 Prozent des Hyaluronans im Gewebe verloren gehen. Der eingeschränkte Flüssigkeitstransport im betroffenen Gewebe führt wiederum dazu, dass das Angebot an Sauerstoff und Nährstoffen für die Zellen sinkt.

Wenn ein solcher Zustand länger andauert, hilft es nichts mehr, viel Wasser zu trinken. Die Flüssigkeit wird vom Gewebe nicht mehr aufgenommen. Sie können sich das vorstellen wie bei einem ausgetrockneten Schwamm. Sie können diesen Schwamm in einen ganzen Eimer voll Wasser werfen, und doch wird er zumindest anfangs kaum Wasser aufsaugen. Nehmen wir nun einen durchfeuchteten Schwamm. Er ist biegsam und strapazierfähig, passt sich dem Druck geschmeidig an und saugt so viel Wasser auf, wie er kann. So sollte es mit den Faszien auch sein.

Faszien können verkleben und verfilzen

Ich freue mich wirklich sehr, dass Sie dieses Buch lesen. Aber bitte legen Sie es zwischendurch immer mal wieder beiseite. Stehen Sie auf, strecken und rekeln Sie sich, atmen Sie tief durch, gehen Sie ein paar Schritte. Ich möchte nicht riskieren, dass Ihre Faszien verkleben!

Fühlen Sie sich vor allem am Morgen manchmal wie eingerostet, steif und unbeweglich? Das ist erklärbar. Wie Sie inzwischen wissen: Ihre Faszien nehmen es übel, wenn man sie nicht bewegt. Wenn Sie morgens aufstehen, haben die Faszien bereits ein wenig von ihrer Gleitfähigkeit eingebüßt, während Sie geschlafen haben. In der Phase der Bewegungslosigkeit hat sich die Matrix verändert und im Gewebe haben sich feinste Bindebrücken gebildet. Zum Glück ist dieser Prozess nach so kurzer Zeit noch leicht rückgängig zu machen.

Warum, denken Sie, rekeln und strecken sich Katzen und Hunde so ausgiebig und genüsslich nach längerem Liegen? Sie wollen eine unangenehme Steifigkeit loswerden, um sich wieder frei bewegen zu können. Rekeln, Strecken und Dehnen hilft auch bei uns Menschen. Wir sollten es viel häufiger und ausgiebiger tun.

Faszienforscher haben beobachtet, wie sich Bindegewebe bei mangelnder Bewegung morphologisch verändert. Ist zum Beispiel ein Arm nach einer Verletzung mehrere Wochen eingegipst oder anderweitig ruhiggestellt, ist der Unterschied zwischen Vorher und Nachher sehr deutlich zu sehen.

Bevor der Arm ruhiggestellt wurde, sind die Kollagenfasern gleichmäßig angeordnet. Schon nach vier Wochen sieht das Fasernetz ziemlich chaotisch aus. Kreuz und quer haben die Fibroblasten sogenannte Crosslinks gebildet. Die Kapazität zu Wasser-

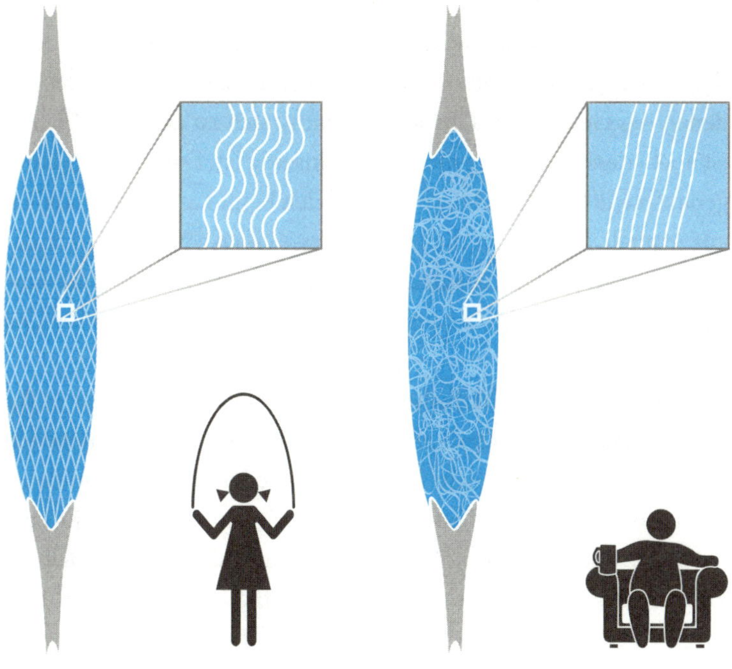

speicherung hat deutlich abgenommen. Das Ergebnis ist ein Gewebe, dem man auf den ersten Blick ansieht, dass es wenig elastisch und wenig anpassungsfähig ist. Denken Sie an eine vormals weiche, dehnbare Wollsocke, die Sie aus Versehen zu heiß gewaschen haben.

Der notorische Stubenhocker, neudeutsch Couch-Potato, läuft also nicht nur Gefahr, dass seine Muskeln schwinden. Er muss sich auch darauf einstellen, dass seine Faszien über kurz oder lang ihre Jugendlichkeit verlieren. Sie verkleben und verfilzen. Das geht einher mit Flüssigkeitsverlust. Die Faszien werden spröde und verletzungsanfällig. Der Stubenhocker wird immer unbeweglicher und bald kommen dann Verspannungen und Schmerzen dazu.

Bewegung ist also essenziell für gesunde Faszien. Doch wie war das noch mit dem Marathonläufer und seiner Achillessehne? Und warum verletzen sich Sportler überhaupt so oft, und das meist in bindegewebigen Strukturen? Es ist wie immer im Leben – ein gesundes Maß ist verträglich, über die Stränge schlagen sollte man dagegen nicht allzu oft. Wichtig für die Faszien sind Pausen, in denen das Gewebe die Chance bekommt, sich zu erholen. Wichtig ist auch, dass Bewegung nicht allzu einseitig ist. Das gilt für Läufer genauso wie für Schreibtischtäter. Ob ich beim Laufen, womöglich auf Asphalt, immer auf die gleiche Weise einen Fuß vor den anderen setze oder beim Arbeiten am Computer tausendfach die Finger auf die gleiche Weise auf der Tastatur bewege – der Effekt ist der gleiche.

Gesünder als ein Marathon auf asphaltierten Wegen ist es für die Faszien, über kürzere Strecken im möglicherweise unebenen Gelände zu laufen, in dem immer mal wieder eine Grasmulde zu umschiffen oder eine Wurzel zu überspringen ist. Vielleicht liegt auch ein Baumstamm am Wegesrand, über den Sie balancieren können. Zwischendrin sollten Sie ruhig mal stehen bleiben und Ihren Faszien eine Pause gönnen. Abwechslungsreiche Bewegungen verhindern eine einseitige Belastung der Faszien. Sie sorgen dafür, dass das Gewebe beispielsweise im Bereich der Sprunggelenke und der Knie derart trainiert wird, dass es irgendwann nicht mehr so leicht reißt, wenn Sie umknicken. Sie erinnern sich: Faszien sind plastisch, sie bauen sich entsprechend um, wenn wir Sie auf neue Weise fordern.

Halten wir fest: Faszien verfilzen und verkleben nicht nur bei Bewegungsarmut, sondern auch bei einer Überforderung, beispielsweise durch exzessive sportliche Betätigung oder durch einseitige Belastung des Körpers in Beruf und Alltag. Die Verfilzung geht einher mit einem Flüssigkeitsverlust im Gewebe und daraus resultierenden Synthesestörungen in der Matrix. Der Stoffwechsel im Gewebe funktioniert nicht mehr optimal. Wenn dieser Prozess nicht unterbrochen und umgelenkt wird, kann ein Teufelskreis entstehen. Es können sich chronische Verspannungen, Entzündungen und Schmerzen entwickeln, hinzu kommen Müdigkeit und Abgeschlagenheit.

Fehlhaltungen setzen sich im Körpernetz fest

Vielleicht haben Sie sich schon einmal einen Knöchel verstaucht oder konnten aus einem anderen Grund eine Zeit lang einen Fuß nicht voll belasten. Durch die fehlende Bewegung im Fuß kommt es zunächst lokal zu Verfilzungen in den Faszien. Das Sprunggelenk wird immer steifer. Mit jedem Schritt, den Sie sich humpelnd fortbewegen, nehmen Sie noch dazu eine Schonhaltung ein, die den gesamten Körper betrifft. Irgendwann haben Sie Schmerzen im Bein und in der Hüfte, dann ist der Nacken auf der gegenüberliegenden Seite verspannt. Zusätzlich atmen Sie flach, wenn Sie gehen, denn es schmerzt ja jedes Mal. Je länger Sie so krumm durch die Welt laufen, desto mehr Zeit haben die Faszien, ihr gesamtes Körpernetzwerk dieser schiefen Haltung anzupassen. Die Fehlhaltung setzt sich langsam, aber sicher im Bindegewebsnetz fest.

Ebenso ergeht es dem Schreibtischtäter oder dem jugendlichen Smartphone-Süchtigen. Hier haben wir dann das bereits bekannte Muster: Der Kopf ragt nach vorn, die Nackenmuskulatur arbeitet hart dagegen. Der Brustkorb sinkt ein, die Schultern ziehen nach vorn und unten. Das Becken kompensiert, ebenso die Beine und Füße. Das Bindegewebe reagiert ganzkörperweit auf ein anfänglich nur lokales Ungleichgewicht.

Sie erinnern sich an die Betrachtung des Körpers als Tensegritätsstruktur? In einem dreidimensionalen Fasziennetzwerk werden Zugspannungen und Druckkräfte ausbalanciert. Das ist gesunde Körperspannung. Sie macht es uns möglich, uns relativ mühelos in der Schwerkraft aufrecht zu halten. Die Spannungsverhältnisse im Fasziennetz geben die Positionen von Knochen und Gelenken sowohl in Ruhe als auch in Bewegung vor. Sobald eine Körperregion sich verschiebt, zieht eine andere Region nach und verschiebt sich in die entgegengesetzte Richtung, damit wir weiterhin unser Gleichgewicht halten können.

Sie können das einmal ausprobieren, in allen möglichen Varianten. Wenn Sie sich entspannt hinstellen und das Becken nach vorn schieben, was passiert dann? Merken Sie, wie sich der obere Rücken nach hinten rundet und der Kopf wiederum nach vorn schiebt? Nehmen Sie wahr, welche Muskeln sich verspannen. Höchstwahrscheinlich können Sie Ihre Gesäßmuskeln spüren und, wenn Sie eine Weile so stehen, auch Ihre Nackenmuskulatur. Es ist ein körperweiter Anpassungsprozess, und das ist gut so. Wir brauchen ihn bei jeder Bewegung und, ja, auch beim Sitzen am Computer.

Doch wenn wir durch ständig gleiche, einseitige Bewegungen oder Bewegungsarmut, durch andauernde Schon- und Fehlhaltungen dazu beitragen, dass unsere Faszien dehydrieren und verfilzen, ihre Saftigkeit und ihre Elastizität verlieren, dann ist das keine Frage der Körperhaltung mehr. Dann sind die Struktur und wichtige Funktionen unseres Körpers betroffen. Wenn Flüssigkeitshaushalt und Architektur der Kollagenfasern nicht mehr stimmen, büßen die Faszien ihre Fähigkeit ein, Gelenke zu unterstützen. Muskeln können sich nicht mehr so reaktionsschnell verlängern und kontrahieren, weil die Gleitfähigkeit der Faszien beeinträchtigt ist. Die Organe sind in ihrer Beweglichkeit und auch

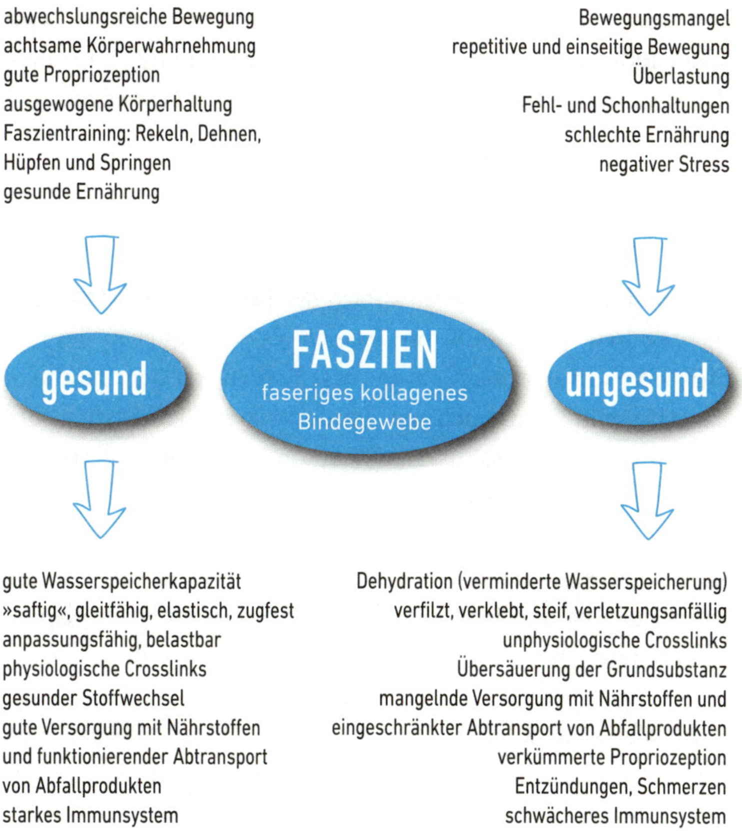

in ihrer Funktion eingeschränkt. Die Blutzirkulation wird beeinträchtigt, ebenso die Nervenimpulse. Und nicht zuletzt haben wir dann unsere gesunde Körperspannung verloren. Je mehr die Körperarchitektur aus dem Gleichgewicht gerät, umso mehr Körperbereiche sind betroffen. Muskeln werden verletzlicher, es kommt zu Zerrungen. Nerven werden im verfilzten Gewebe eingeklemmt, was sich in Symptomen wie Kribbeln, Taubheitsgefühl und Schmerz äußern kann.

Spätestens dann fühlen wir uns nicht mehr wohl im eigenen Körper. Und dann haben wir auch keine Chance mehr, uns wirklich zu entspannen, geschweige denn eine gelöste, aufrechte Körperhaltung einzunehmen. Wenn es so weit gekommen ist, wird kaum anderes helfen als der Weg zum kompetenten Therapeuten, der mehr im Blick hat als einzelne Symptome und es versteht, die Faszien gezielt zu beeinflussen.

Sinnesorgan und körperweites Informationsnetzwerk

Vor mehr als hundert Jahren sprach der Begründer der Osteopathie, Andrew Taylor Still, von Faszien als »Zweigstellen des Gehirns«. Er war überzeugt davon, dass Faszien mit dem zentralen Nervensystem kommunizieren. Mittlerweile ist klar: Faszien sind reich bestückt mit sensorischen Rezeptoren, die ohne Unterlass Signale über das Rückenmark ans Gehirn schicken. Sie sind Sinnesorgan und körperweites Informationssystem. Auf die Rolle der Innenwahrnehmung des Körpers, der Propriozeption, für die Körperhaltung und Bewegung sind wir bereits im ersten Kapitel eingegangen. Durch die Mechanorezeptoren sind gesunde Faszien in der Lage, über jede Veränderung von Zug und Druck, von Lage oder Bewegung Rückmeldung zu geben. Diese Informationen werden zumeist unbewusst verarbeitet und sorgen dafür, dass wir uns im Raum orientieren, uns koordiniert bewegen und unsere

Haltung ständig anpassen können. Propriozeption gilt als unser »sechster Sinn«.

Faszienforscher Robert Schleip beschäftigt sich im Rahmen seiner Studien seit Jahren mit der Rolle der verschiedenen Mechanorezeptoren. Er betont die Bedeutung der Faszien als »wichtigstes und reichhaltigstes Sinnesorgan für Propriozeption und für das, was man heute als Embodiment bezeichnet, also für die Körperintelligenz und das Zuhausesein im eigenen Körper«.[23]

Schon länger weiß man, dass sensorische Rezeptoren in den tieferen Bindegewebsschichten unter der Haut und in den Gelenken vorkommen. Relativ neu ist die Erkenntnis, dass auch Muskelfaszien und Sehnen dicht mit diesen Rezeptoren innerviert sind. In dieses Thema möchte ich etwas tiefer einsteigen, denn die Eigenschaften dieser Rezeptoren sind relevant, um die Wirkung und Wirksamkeit verschiedener Behandlungsmethoden zu erklären, zumindest teilweise.[24]

Es gibt in den Faszien vier Typen von Mechanorezeptoren mit unterschiedlichen »Charaktereigenschaften«. Sie können durch Zug, Dehnen, Druck oder Vibration stimuliert werden.

- **Golgi-Rezeptoren:** Sie sind als Golgi-Sehnenorgane an den Übergängen von Muskeln und Sehnen zu finden, die allermeisten allerdings liegen in Gelenkkapseln und Bändern von Gelenken. Ihre Stimulation dient der Propriozeption und sorgt für eine Tonussenkung der Muskulatur. Dazu brauchen Golgi-Rezeptoren allerdings sehr kräftige Dehnreize, und eine passive Dehnung reicht nicht aus. Deshalb ist davon auszugehen, dass eine Muskelentspannung über die Golgi-Rezeptoren in der therapeutischen Arbeit nur funktioniert, wenn der Behandler das Gewebe sehr kräftig manipuliert, möglichst bei gleichzeitiger Muskelanspannung des Patienten.

- Pacini-Rezeptoren: Dieser Rezeptortyp ist in allen Arten von Faszien zu finden, vor allem an Muskel-Sehnen-Übergängen, außerdem in Bändern der Wirbelsäule, in tiefen Schichten der Gelenkkapseln, in den einhüllenden Muskelfaszien sowie der Fascia lata an der Oberschenkelaußenseite und der Plantarfaszie an der Fußsohle. Die Stimulierung von Pacini-Rezeptoren dient dem Körper vorwiegend als propriozeptives Feedback. Durch langsamen Druck oder ruhige Griffe fühlt sich dieser Rezeptortyp nicht angesprochen. Er braucht rasche Wechsel wie Vibrationen, schaukelnde Bewegungen und schnelle, ruckartige Behandlungstechniken.
- Ruffini-Rezeptoren: Auch sie befinden sich in allen Arten von Fasziengewebe. Eine besondere Dichte an Ruffini-Rezeptoren hat man in Faszien festgestellt, die sich häufig stark dehnen. Dazu gehören unter anderem die Lumbalfaszie des Rückens, die Dura mater in Wirbelkanal und Schädel, Gelenkkapseln, tiefe Faszien der Hand und Bänder in den Gelenken. Ruffini-Rezeptoren haben eine geringe Reizschwelle. Sie reagieren gut auf eher ruhige Griffe. Besonders interessant für Manualtherapeuten ist, dass langsame Faszientechniken (wie beim Rolfing und der Osteopathie) über die Stimulierung von Ruffini-Rezeptoren eine Senkung der Sympathikus-Aktivität bewirken. Sprich, der Teil des autonomen Nervensystems, der für Ruhe und Entspannung sorgt (Parasympathikus), kann zum Zug kommen.
- Freie Nervenendigungen oder interstitielle Rezeptoren: Sie sind bei Weitem der häufigste Rezeptortyp in den Faszien und kommen fast überall vor (selbst innerhalb der Knochen). Etwa 80 Prozent aller sensorischen Rezeptoren sind freie Nervenendigungen. Golgi-, Pacini- und Ruffini-Rezeptoren machen nur 20 Prozent aus. Freie Nervenendigungen reagieren teils auf kräftige, teils auf sanfte Berührung. Eine kräftige Behandlung kurbelt die Durchblutung an, wodurch sich die Flüssigkeits-

versorgung der Faszien verbessert. Eine hohe Dichte freier Nervenendigungen findet man in der Fascia superficialis, einer Art Ganzkörperanzug direkt unter der Haut.

Interessant an freien Nervenendigungen ist ihr Rollenwechsel. Sie können als propriozeptive Mechanorezeptoren auftreten, aber auch als hochempfindliche Schmerzrezeptoren. Die meisten sind für die Propriozeption zuständig. Wie und warum sie sich in Schmerzrezeptoren verwandeln und welche Rolle Faszien auch sonst bei der Schmerzentstehung haben, ist Gegenstand aktueller Forschungen.

Fassen wir zusammen: Faszien sind dicht mit Mechanorezeptoren bestückt. Eine gezielte Stimulierung dieser Rezeptoren kann den Muskeltonus senken, über das autonome Nervensystem für Entspannung sorgen, zu einer »Bewässerung« der Faszien beitragen und zusätzlich die Propriozeption, unseren sechsten Sinn, verfeinern. Allerdings können Rezeptoren in den Faszien auch eine Schmerzquelle sein. Die aktuellen Erkenntnisse der Faszienforschung sind ein Lichtblick für Manualtherapeuten, die seit Langem erfreuliche Behandlungserfolge haben, aber keine stichhaltigen Erklärungen dafür.

Rückenschmerzen – Teilfreispruch für die Bandscheiben

Rückenschmerzen sind in unserer Gesellschaft zu einer Art Volkskrankheit geworden. Und doch können Mediziner bisher nur bei jedem fünften Patienten eine eindeutige Ursache identifizieren. Alle anderen Patienten leiden unter sogenannten »unspezifischen« Rückenschmerzen.

Selbst wenn mit bildgebenden Verfahren ein Bandscheibenvorfall oder eine andere Veränderung der Wirbelsäule festgestellt

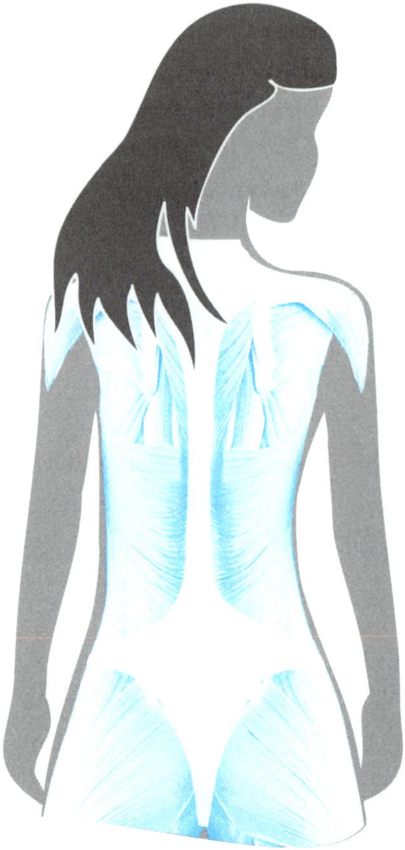

wird, ist dies oft nicht der Auslöser der Schmerzen. Kein Wunder, dass Operationen geringen Erfolg versprechen. Man stelle sich vor: Nach etwa 80 Prozent der Bandscheibenoperationen ist die Schmerzursache nicht beseitigt. Umgekehrt sind viele Menschen mit einem Bandscheibenvorfall schmerzfrei. Die meisten wissen nicht einmal davon, selbst wenn sie schon seit Jahren damit leben. Dass sich die Bandscheiben mit den Jahren abnutzen, ist ein natürlicher Alterungsprozess. Doch Schmerzen sind nicht automatisch die Folge.

Mittlerweile scheint klar zu sein, dass Schmerzen in vielen Fällen von Irritationen der Faszien ausgelöst oder zumindest verstärkt werden. Das gilt auch für Rückenschmerzen. Am besten erforscht ist derzeit wohl die Lumbalfaszie des Rückens. Wie erwähnt, ist sie sehr dicht mit freien Nervenendigungen besiedelt, die potenzielle Schmerzrezeptoren sind.

Wenn wir uns nach vorn und unten beugen, dann leisten ab einem gewissen Winkel nicht etwa Muskeln die Haltearbeit, sondern die Faszien. Je weiter wir uns nach vorn beugen, desto weniger arbeitet die Muskulatur. Die Faszie kann der Belastung aber nur problemlos standhalten, wenn sie »fit« ist. Sie muss ausreichend Flüssigkeit gespeichert haben, gleitfähig sein und das Kollagennetz belastbar, das heißt in diesem Fall stabil scherengitterartig gewebt. So fit ist die Lumbalfaszie aber nur, wenn man sich ausreichend und abwechslungsreich bewegt. Wenn das über Monate nicht der Fall ist, wenn die Faszie also durch Bewegungsmangel oder aber durch zu einseitige Bewegungen dehydriert und verfilzt ist, kann schon ein Bücken zu Mikroverletzungen und in der Folge zu Entzündungen führen. Der Körper setzt dann einen Reparaturmechanismus in Gang. Die mobilen Myofibroblasten fangen an, das Gewebe zusammenzuziehen. Wie wir gesehen haben, fanden Faszienforscher in der Lumbalfaszie eine extrem hohe Dichte an Myofibroblasten – ein Zeichen dafür, dass es dort besonders viele kleine Verletzungen gegeben hat (siehe »Myofibroblasten: Faszien können sich aktiv zusammenziehen«). Wie sich zudem herausgestellt hat, ist die Lumbalfaszie bei Patienten mit Rückenschmerzen häufig dicker als normal. Das Fasziengewebe ist verfilzt und weniger verschiebbar. Das lässt sich mit modernen Untersuchungsmethoden seit einigen Jahren messen.

Aufgrund der hohen Dichte an potenziellen Schmerzrezeptoren in der Lumbalfaszie ziehen Schmerzforscher wie Dr. Siegfried Mense von der Universität Heidelberg den Schluss, dass Mikroverletzungen dort zu akuten und auch chronischen Rückenschmerzen führen können. Auch Facettengelenke zwischen Wirbelkörpern sowie Bänder entlang der Wirbelsäule, ebenfalls Faszien, können von Mikroverletzungen betroffen sein. Aber auch Stress ist nach Menses Studien ein ernst zu nehmender Faktor. Freie Nervenendigungen gehören zum autonomen Nervensystem, das sehr sensibel auf Stress reagiert. So könnte es sich erklären, dass Menschen bei psychischen Belastungen im Beruf oder im Privatleben auch eher Schmerzen empfinden.[25]

Wenn Faszien verfilzen, verletzt oder vernarbt sind, wenn sie aufgrund von Adhäsionen nicht mehr gleiten, dann werden freie Nervenendigungen schneller stimuliert als in gesundem Gewebe. Das ist vor allem bei Bewegung der Fall oder wenn das Gewebe in der betroffenen Faserrichtung gedehnt wird.

Und damit nicht genug: Schmerzen beeinträchtigen die Faszien in ihrer Funktion als Organ für den Körpersinn, die Propriozeption. Je stärker der Schmerz ist, desto mehr kommt uns das feine Gespür für unseren Körper und die gesunde Körperspannung abhanden. Wenn Sie schon einmal einen Hexenschuss hatten, erinnern Sie sich sicher daran, dass Sie vor lauter Schmerzen nicht wussten, ob Sie einen runden oder geraden Rücken machen und wie Sie überhaupt dastehen.

Wie viele Fälle von Rückenbeschwerden und anderen Schmerzen tatsächlich ihre Ursache in den Faszien haben, kann derzeit noch niemand mit Sicherheit sagen. Dennoch hat aufgrund der jüngsten Erkenntnisse ein Umdenken eingesetzt. Zum einen gibt es gute Argumente gegen die Praxis einiger traditioneller Rückenschul-Methoden, die Faszien bei Bewegungen wie dem Bücken tunlichst zu schonen. Denn dann werden sie ja nicht adäquat trainiert. Wenn wir immer nur mit gerade ausgerichtetem Rücken in die Knie gehen, um die Wäsche aus der Waschmaschine zu holen oder einen Bierkasten zu heben, ist unsere Lumbalfaszie irgendwann nur noch für diese immer gleiche Belastung stabil gebaut. Dann reicht unter Umständen schon ein einziges Mal Bücken in einem ungewohnten Winkel aus, um die Faszie zu überlasten und zu verletzen. Angesichts der aktuellen Forschungen ist es viel sinnvoller, unseren Rücken abwechslungsreich zu bewegen und zu belasten. Nur dann haben die Faszien eine Chance, sich so aufzubauen, dass sie elastisch, kräftig und reißfest den meisten Situationen gewachsen sind. Das Gleiche gilt für unseren gesamten Körper.

Die enorme Bedeutung unserer Faszien für unsere Gesundheit und ein Leben ohne Schmerzen hat sich in den vergangenen Jahren auch im Sportbereich herumgesprochen. Die meisten Überlastungsverletzungen von Sportlern betreffen nicht Knochen oder Muskelfasern, sondern das faserige, kollagene Bindegewebe – wie Sehnen, Bänder und Gelenkkapseln. Im Training ist deshalb die Prophylaxe, eine gezielte Stärkung der Faszien, mittlerweile bei vielen Profivereinen ein integraler Bestandteil.

Sie müssen jedoch kein Leistungssportler sein, um Ihre Faszien fit zu machen. Welche Übungen Sie in Ihren Alltag einbauen können, sehen Sie im Übungsteil.

Faszien-Dehnung und der Schwamm-Effekt

In mehreren Studien wurde inzwischen gezeigt, dass das Dehnen zum Beispiel einer Sehne dazu führt, dass Wasser aus dem Gewebe herausgepresst wird. Forscher konnten diese Wirkung unter anderem mittels Magnetresonanztomografie (MRT) beobachten. Möglicherweise lösen sich durch die Dehnbelastung Bindungen zwischen dem Wasser und den Makromolekülen in der Bindegewebe-Matrix.

Hierzu hat auch das Team der Fascia Research Group in Ulm ein interessantes Experiment im Reagenzglas durchgeführt. Die Wissenschaftler brachten Faszienstücke auf Spannung und dehnten diese immer wieder. Die Faszien wurden spröder, denn bei jeder Dehnung verloren sie Wasser. Dann gaben die Forscher dem Gewebe eine Erholungspause von etwa einer halben Stunde und erlaubten ihm, sich langsam wieder mit Wasser vollzusaugen. Nach drei Stunden hatten die Faszienstücke sogar mehr Wasser gespeichert als vor dem Versuch!

Dieses Experiment, wenn auch im Reagenzglas nur mit einzelnen Stücken von Faszien durchgeführt, zeigt: Dosiertes Dehnen mit ausreichend langen Pausen kann dem Bindegewebe helfen, seine Fähigkeit zur Wasserbindung zu steigern. Sie erinnern sich: Ein Flüssigkeitsaustausch und eine bessere Wasserbindung sorgen für eine Vitalisierung des Fasziengewebes. Das werden die Yoga-Praktizierenden unter Ihnen gerne hören. Und der Schwamm-Effekt könnte auch einen wohltuenden Effekt von manuellen Therapien erklären. Bei Methoden wie dem Rolfing wirkt der Therapeut langsam und dosiert mit speziellen Techniken so auf das Gewebe ein, dass vorübergehend wie aus einem Schwamm Wasser herausgepresst wird. Anschließend haben die Faszien die Möglichkeit, frische Flüssigkeit aus den Kapillaren der Blutgefäße aufzunehmen.

Studien zeigen: Diese langsame Flüssigkeitsverschiebung sorgt dafür, dass die Fibroblasten ein bestimmtes Enzym produzieren, das überschüssiges Kollagen im verfilzten Bindegewebe abzubauen hilft.

Dehnen kann Entzündung und Schmerz lindern

Natürlich mussten wieder einmal Ratten herhalten, um diese Annahme zu belegen. Es waren die Laborratten der Neurowissenschaftlerin Helene Langevin. Sie forscht seit Jahren an der Harvard Medical School in Boston über die Faszien, vor allem über ihre Rolle bei chronischem Schmerz und die Wirkung alternativer und manueller Therapien auf das Bindegewebe. Parallel zu ihren Studien über Akupunktur interessierte sie die Frage, was es mit den heilenden Effekten des Yoga auf sich hat. Wie ist zu erklären, dass es vielen Rückenschmerzpatienten durch Yoga besser geht?

Langevins Laborratten durften also eine Art Yoga praktizieren. Zuvor wurde ihnen allerdings eine Substanz in die tiefe Lumbalfaszie des Rückens gespritzt, die Entzündungen hervorruft. In der Folge verkrampften sich die Tiere und bewegten sich mühsam – sie hatten offensichtlich Schmerzen. Über einen Zeitraum von zwölf Tagen wurde nun eine Gruppe der Ratten jeden Tag zehn Minuten lang sanft gedehnt. Dazu nahmen die Forscher die Tiere in die Hand und strichen ihnen behutsam über den Rücken. Ergebnis: Diese Tiere bewegten sich bald wieder normal. Untersuchungen zeigten, dass die Entzündungszellen in der Lumbalfaszie deutlich reduziert waren, im Gegensatz zu den Ratten, die nicht gedehnt wurden. Das Dehnen hatte offensichtlich die Freisetzung von antientzündlichen Botenstoffen gefördert und so den Heilungsprozess des Körpers beschleunigt.

Langevin hat diese Versuche mehrfach wiederholt, auch in einer anderen Variante: Die Ratten wurden vorsichtig am Schwanz genommen und angehoben (was ihnen keinerlei Schmerzen verursachen soll). Interessanterweise fingen die Tiere an, sich mit den Vorderfüßen beispielsweise an einer Tischkante festzuhalten und ihren gesamten Körper in Dehnung zu bringen. Zum Teil taten sie das minutenlang.

Langevin forscht weiter. Sie interessiert, wie lang eine Dehnung des Bindegewebes genau sein muss, um langfristige positive Effekte zu erzielen, und wie Akupunktur oder andere »mechanische« Behandlungsmethoden gezielt eingesetzt werden können, um Entzündungen entgegenzuwirken.

Faszien sind Teil des Immunsystems

In der Tat ist unser Bindegewebe ein zentraler Schauplatz der Abwehrreaktionen gegen Krankheitserreger und Entzündungen. Faszien beherbergen in der extrazellulären Matrix neben Fibroblasten auch mobile Abwehrzellen, die aus der Blutbahn eingewandert sind. Wenn diese Zellen bemerken, dass etwas nicht stimmt und Gefahr droht, verlassen sie die Blutbahn und patrouillieren durch die Bindegewebe-Matrix. Sie identifizieren die Störenfriede, bekämpfen sie entweder selbst oder schütten Botenstoffe aus, die andere Zellen zum Handeln veranlassen. Die Abwehrzellen informieren dann das Lymphsystem über das Geschehen in der Matrix. So sind Faszien als wichtiger Teil des Immunsystems zu verstehen. Daraus ergeben sich interessante Fragen: Inwieweit beeinflussen die Beschaffenheit und die Gesundheit unseres Bindegewebes die Effizienz unserer Körperabwehr? Wie wirken sich gesunde Bewegung und manuelle Faszientherapie langfristig auf das Immunsystem aus? Begünstigen Verklebungen und Verfilzungen von Faszien das Wachstum aggressiver Tumore? Wissenschaftler haben begonnen, diese Fragen zu untersuchen. Es bleibt also spannend in der Faszienforschung.

Das leidige Frauenthema Cellulite

Diese unschönen Dellen an den Oberschenkeln, am Po, an den Armen oder am Bauch sind für die allermeisten Frauen irgendwann ein Thema. Zwar wird für Öle und allerlei Cremes geworben, die Besserung versprechen, doch der Erfolg ist erwiesenermaßen dürftig. Auch Wechselduschen, Meersalzbäder und Bürstenmassagen zeigen wenig Wirkung. Der wohlgemeinte Hinweis, dass Cellulite (im Unterschied zur Cellulitis, einer Entzündung) gesundheitlich völlig harmlos und ein rein ästhetische Problem ist, dürfte die allerwenigsten der betroffenen Frauen trösten. Das ist ungerecht: Warum haben Männer so gut wie niemals Cellulite?

Eine Erklärung liegt darin, dass das Grundgerüst der Unterhaut bei Frauen und Männern unterschiedlich gebaut ist. Bei Männern sind die Kollagenfasern netzartig und dicht gewebt, bei Frauen vor allem parallel zueinander und weniger quervernetzt. So können sich Fettzellen in größeren Räumen ausdehnen, zwischen den Fasern auf die Oberhaut drücken und als Dellen und Beulen von außen sichtbar werden. Die Fettzellen können also vom Bindegewebe nicht mehr gut genug festgehalten werden. Nicht nur überflüssige Pfunde tragen zur Entstehung von Orangenhaut bei, sondern auch Hormone, allen voran das Östrogen. Wer die Dellen und Beulen in die Schranken weisen möchte, sollte auf Ernährung und Gewicht achten und regelmäßig Sport treiben, der auch verstärkt die Faszien anspricht.

Muskelkater oder Faszienkater?

Was ein Muskelkater ist, das haben wir alle schon zu spüren bekommen. Doch woher das schmerzende Gefühl nach anstrengender sportlicher Betätigung eigentlich genau kommt, das ist bis heute nicht eindeutig geklärt. Im Lauf der Zeit gab es verschiedene Theorien.

Verworfen wurde die langjährige Hypothese, wonach Muskelkater durch eine Übersäuerung entsteht, und zwar durch Laktat (Milchsäure). Die Laktat-Theorie ist aus zwei Gründen nicht haltbar. Wenn tatsächlich die Milchsäure schuld sein würde, müsste der Muskelkater nach solchen sportlichen Betätigungen besonders stark auftreten, bei denen viel Milchsäure produziert wird. Heftig ist der Muskelkater jedoch beispielsweise nach dem Krafttraining (bei dem nicht allzu viel Laktat gebildet wird) und nicht etwa nach einem 400-Meter-Lauf, bei dem tatsächlich hohe Laktat-Werte gemessen werden. Außerdem hat Laktat eine Halbwertszeit von etwa zwanzig Minuten. Es ist also längst abgebaut, wenn der Muskelkater sich Stunden oder vielleicht sogar erst anderthalb Tage nach der ungewöhnlichen Anstrengung bemerkbar macht.

Heute wird in der Sportwissenschaft eine andere Erklärung favorisiert. Muskelkater entsteht demnach durch kleinste Risse in den Untereinheiten einer Muskelfaser, den sogenannten Sarkomeren. Durch diese Risse dringt Wasser ein und bildet kleine Ödeme. Die Muskelfaser schwillt an und es entsteht ein Dehnungsschmerz. Muskelkater ist demnach die Folge von Mikroverletzungen im roten Muskelgewebe.

In jüngster Zeit gesellt sich eine weitere Erklärung hinzu. Forscher gehen davon aus, dass es auch einen Faszienkater gibt. Denn moderne Untersuchungsverfahren zeigen, dass es bei einer Überlastung von Muskeln auch zu Mikroverletzungen in den bindegewebigen Hüllen kommt. Und diese Hüllen sind, wie wir wissen, mit vielen Rezeptoren bestückt, die auch Schmerz signalisieren können.

Dazu hat es etwas abenteuerlich anmutende Experimente gegeben. Bei einer Reihe von Testpersonen wurde durch körperliche Betätigung ein Muskelkater erzeugt. Eine Gruppe von ihnen bekam eine Salzlösung tief in das Muskelgewebe gespritzt, die andere in die Muskelfaszie. Diejenigen, denen man die Salzlösung in die Faszienhülle injiziert hatte, verspürten deutlich stärkere Schmerzen. Diese Experimente legen nahe, dass der Muskelkater seinen Ursprung nicht im Muskelgewebe, sondern in den Faszien hat.

Es bleiben noch immer Fragen offen, was genau »Muskelkater« ist und wie er entsteht. Doch die Faszienforschung liefert eine durchaus plausible Erklärung.

Immerhin ist schon heute klar: Faszien passen sich wesentlich langsamer an ungewohnte, stärkere Trainingsreize an, als Muskeln es tun. So dauert es nach einer Verletzung und Immobilisation eines Beins bei entsprechendem Training nicht sehr lang, bis der Muskel wieder seine alte Größe erreicht. Bis degenerierte Faszien sich aber neu aufgebaut haben, vergehen Monate. Das ist ein Grund, warum allzu ehrgeiziges Training nach einer längeren Verletzungspause oft zu neuen Verletzungen führt oder zumindest zu starkem Muskelkater – oder vielleicht doch eher einem Faszienkater?

Taping entlastet die Faszien

Wie kann es sein, dass ein einfaches klebendes Tape am Nacken, Rücken, Arm oder Bein Schmerzen reduziert? Beim myofaszialen Taping werden gezielt verletzte Geweberegionen entlastet und damit zur Entspannung gebracht. Das auf Zug angelegte Tape bewirkt eine Verschiebung des Fasziengewebes und seiner Schichten. Bei einer Verletzung zum Beispiel wird das Gewebe in Richtung der betroffenen Stelle zusammengeschoben und so mechanisch entlastet. Die Wirkung bleibt nicht auf die Oberfläche beschränkt, sondern geht auch tiefer, denn alles im Fasziennetz hängt zusammen. Sobald die Spannung reduziert ist, registrieren und reagieren die Rezeptoren in den Faszien. Das Taping wirkt also auch auf neuronaler Ebene. Offenbar haben die Schmerzrezeptoren nun schlichtweg keinen Grund mehr, Schmerz zu signalisieren. Ohne den schmerzhaften Zug auf die verletzte Geweberegion ist dann wiederum der Bewegungsspielraum größer. Das erklärt die Beliebtheit des Taping unter anderem bei Leistungssportlern.

Der Katapult-Effekt – was wir mit Kängurus gemeinsam haben

Haben auch Sie sich schon einmal gefragt, wie es Kängurus gelingt, solch gewaltige Sätze zu machen? Diese Tiere können tatsächlich bis zu dreizehn Meter weit springen, und auch viele weitere Tierarten vollbringen erstaunliche Sprünge.

Mit Muskelarbeit allein ist dieses Phänomen nicht zu erklären. Es sind die Faszien, die zu solchen Sprüngen befähigen. Wissenschaftler haben die Fortbewegung der Roten Riesenkängurus untersucht und dabei den Katapult-Effekt entdeckt. Wenn die Kängurus auf ihren Hinterbeinen landen, werden Achillessehne und andere Beinfaszien maximal gedehnt und vorgespannt. Die Achillessehne verlängert sich um etwa fünf Prozent und nimmt kinetische Energie auf, die dann beim Absprung katapultartig freigegeben wird. Mit jedem Sprung nutzt das Tier die Energie aus der Bewegung, als hätte es Sprungfedern in den Beinen. Bei dieser höchst effektiven Art der Fortbewegung ist kaum Muskelkraft vonnöten.

Wie Wissenschaftler festgestellt haben, steht die kinetische Speicherenergie der menschlichen Beinfaszien denen von Kängurus eigentlich in nichts nach – bei entsprechendem Training natürlich! Das setzt voraus, dass wir uns immer wieder federnd, hüpfend und elastisch fortbewegen. Je kürzer der Bodenkontakt, desto mehr sind die Faszien im Spiel. Dann ändert sich die Muskellänge kaum, die Faszien aber verhalten sich wie ein Jo-Jo. Diesen Effekt machen sich beispielsweise Läufer zunutze, die nicht auf der Ferse, sondern auf dem Vorderfuß landen. Sie sind schneller, federleicht unterwegs und verbrauchen weniger Energie als ihre Fersen-Konkurrenten.

Doch nicht nur beim Hüpfen oder Laufen, auch beim Gehen und Werfen entsteht ein erheblicher Teil der Bewegungsenergie aus der dynamischen Federung – dem Katapult-Effekt der Faszien. Er eröffnet einen effektiven Weg, Faszien gezielt zu trainieren.

Anders verhält es sich bei langsamen Bewegungen wie dem Fahrradfahren. Hier kontrahieren Muskeln und leiten die Kraft über Sehnen an den Knochen weiter, wodurch Gelenke bewegt werden. Dabei kann kein Katapult-Effekt entstehen, denn die Sehnen verändern ihre Länge nur wenig und speichern auch kaum Energie, die sie wieder freigeben könnten.

Training für die Faszien

Die moderne Faszienforschung liefert eine ganze Reihe von guten Gründen, weshalb wir uns sorgfältiger mit der Gesundheit unseres Bindegewebes beschäftigen sollten. Sie zeigt auch auf, wie wir unsere Faszien gezielt trainieren und dafür sorgen können, dass sie »jugendlich« bleiben. Seit das erste Fascial-Fitness-Konzept vor einigen Jahren von einem Team aus Medizinern, Sportwissenschaftlern und Therapeuten (unter ihnen einige Rolfer) entwickelt wurde, hat es eine ganze Reihe von Nachahmern gefunden.[26] Zahlreiche Bücher sind zum Faszientraining erschienen, in Fitnessstudios wird Faszientraining und auch Yoga für die Faszien angeboten. Dabei wird manchmal allerdings vergessen, dass Faszien nicht isoliert trainiert werden können, und das wäre auch nicht sinnvoll. Faszien arbeiten in einem Verbund mit Muskeln, Gelenken und Knochen zusammen. Sie sind Teamplayer. Das heißt, dass man sie immer schon mittrainiert hat, auch ohne es zu wissen.

Bis vor wenigen Jahren hat man sich im Sportbereich vorwiegend auf Muskeln, Ausdauer und Koordination konzentriert – mit unterschiedlichem Schwerpunkt je nach Sportart. Doch Tatsache ist, dass die allermeisten Verletzungen im Sport bindegewebige Strukturen betreffen. Ob Sprunggelenk oder Kreuzband, solche Verletzungen sind meist Überlastungsschäden. Da man nun weiß, wie man Faszien stärken kann, ist bessere Prophylaxe möglich. Das Training der Faszien stellt einen wertvollen zusätzlichen Baustein dar. Das gilt natürlich nicht nur für Leistungssportler, sondern ebenso für jeden Freizeitsportler. Aber auch die weniger sportlichen Leser unter Ihnen können vom Faszientraining profitieren. Sie werden sich geschmeidiger, schwungvoller und leichtfüßiger bewegen. Sie sorgen für einen gesunden Stoffwechsel und eine bessere Hydration Ihres Bindegewebes. Sie schulen Ihre Koordination und Ihre Propriozeption. Und nicht zuletzt können Sie Ihre Faszien stärken. Ziel ist es, durch spezifische Impulse das kollagene Netz mit der Zeit zu erneuern, es straffer und belastbarer zu machen. Das fühlt sich nicht nur gut an und verleiht ausgeglichene Spannkraft, es macht Sie auch weniger anfällig für Verletzungen und Schmerzen. Dabei ist es allerdings gut zu wissen, dass Faszien sich weit langsamer umbauen als Muskeln. Der sogenannte Kollagenfaser-Turnover, also die Erneuerung der formgebenden Fasern, dauert etwa 300 bis 500 Tage.

In diesem Buch möchte ich mich auf einige wenige Übungsbeispiele ohne Verletzungsrisiko beschränken, die Sie in Ihren Alltag integrieren können. Das Einzige, was Sie sich dafür anschaffen sollten, ist eine mittelharte Schaumstoffrolle.[27] Es reicht aus, wenn Sie ein- bis dreimal pro Woche zehn Minuten investieren.

Für alle Übungen gilt: Bitte seien Sie achtsam, was Ihnen guttut und was nicht. Versuchen Sie, das faszinierende Netzwerk durch Ihren Körper zu spüren und Elastizität, Geschmeidigkeit und Länge zu genießen. Machen Sie die Übungen bitte nicht nebenbei, während Sie fernsehen oder mit Ihrer Aufmerksamkeit woanders sind.

Die Übungen sind jeweils durch kleine Figuren am Rand gekennzeichnet.

Aus den Erkenntnissen der aktuellen Forschung lässt sich ableiten, welche Impulse unsere Faszien brauchen, um vital, elastisch, zugfest und anpassungsfähig zu werden:

- Federn, Schwingen und Springen: für höhere elastische Speicherkapazität, mehr Elastizität und ein belastbares Fasernetz
- Dehnen: federnd und langsam-schmelzend, möglichst lange myofasziale Ketten, für mehr Elastizität, mit entzündungshemmendem Effekt
- Rollen und Selbstmassage: für Belebung der Bindegewebe-Matrix, gegen Verfilzungen und Verklebungen
- Spüren: für feinere Körperwahrnehmung, Propriozeption und Koordination

Lassen Sie uns diese vier Prinzipien des Faszientrainings nun im Einzelnen ansehen.

Federn, Schwingen, Springen

Machen wir uns den Katapult-Mechanismus zunutze. Sie erinnern sich? Faszien sind in der Lage, kinetische Energie zu speichern und diese dann explosiv wieder freizugeben. Muskelkraft wird dabei kaum gebraucht.

Federn, Schwingen und Springen spricht vor allem die Sehnen an, aber auch die Muskelhüllen. Langfristig, mit etwas Geduld, werden sich die Faszien so umbauen, dass sie elastischer werden und eine stabilere Kollagenfaser-Architektur bekommen. Aber übertreiben Sie nicht! Sonst gibt es Faszienkater. Es genügen etwa zehn federnde oder schwingende Wiederholungen einer Übung, und das ein- bis dreimal die Woche. Wichtig ist, dass Sie wirklich loslassen beim Schwingen, Ihr Gewicht abgeben und die Bewegung nicht muskulär steuern. Nur so können Sie den Katapult-Mechanismus wirken lassen.

FÜR DIE LUMBALFASZIE DES RÜCKENS

Stellen Sie sich zunächst aufrecht hin, die Füße stehen hüftbreit auseinander. Beugen Sie sich nun nach vorn und lassen Sie Arme und Oberkörper hängen. Wenn Ihre Rückseite stark verkürzt ist, lassen Sie die Beine gebeugt.

Jetzt beginnen Sie, mit dem Oberkörper zu federn. Die Arme hängen locker nach unten. Federn Sie rhythmisch und spüren Sie dabei die elastische Qualität Ihrer Faszien auf der Rückseite des Körpers. Beginnen Sie zu variieren, indem Sie einige Male immer weiter nach links von der Mittellinie wegfedern, dann wieder zurück und nach rechts. Sie können den Oberkörper dabei auch leicht drehen. Spielen Sie mit verschiedenen Winkeln und spüren Sie, wie unterschiedliche Aspekte Ihres Fasernetzes auseinandergezogen werden. 10 bis 15 Mal Wippen reicht. Diese Übung können Sie zum Beispiel immer wieder einbauen, wenn Sie Ihre Schuhe binden.

FÜR EINE STÄRKUNG DES SCHULTERBEREICHS

Stellen Sie sich mit etwa einem Meter Abstand vor eine Wand. Ihre Handflächen zeigen in Schulterhöhe zur Wand, die Finger sind gespreizt. Nun bauen Sie Körperspannung auf und behalten diese unbedingt bei, wenn Sie sich mit leicht angewinkelten Armen nach vorn gegen die Wand fallen lassen. Die Hände fangen Sie auf, und Sie federn in die Ausgangsposition zurück. Je kürzer der Kontakt zur Wand, desto besser. Wir wollen schließlich wieder die Fähigkeit der Faszien nutzen, kinetische Energie zu speichern und elastisch zurückzufedern. Achten Sie deshalb auf Spannung in den Händen und darauf, dass Sie in Ihrer Körpermitte stabil bleiben! Auch hier beginnen Sie nun mit Winkelvariationen, indem Sie die

Hände an unterschiedlichen Stellen nach oben, unten und zur Seite versetzt zur Wand bringen. Dabei neigt sich der Oberkörper entsprechend seitlich nach links oder rechts. Wichtig ist, dass Sie die Schultern nicht hochziehen, dass also beim Üben der Abstand zwischen Ohren und Schultern möglichst groß ist.

In Ihrem Büro werden Sie sicher eine freie Wand finden, die Sie gelegentlich zweckentfremden können.

FÜR DIE BEINFASZIEN

Statt langweilig die Treppen hinaufzugehen, versuchen Sie es zwischendurch mit Hüpfen. Das setzt freilich geeignetes Schuhwerk voraus. Landen Sie nur mit dem Vorderfuß, der Kontakt zum Boden sollte so kurz wie möglich sein. Hüpfen Sie elastisch und federnd von Stufe zu Stufe. Sie werden merken, dass Sie viel weniger Muskelkraft brauchen als sonst und deshalb diese Art der Treppenbewältigung eigentlich weniger anstrengend ist.

Wenn Sie joggen, springen Sie zwischendurch seitwärts nach links, dann nach rechts. Drehen Sie die Beine beim Laufen für einige Schritte nach innen, dann nach außen. Sollte auf Ihrer Runde ein umgefallener Baum zur Verfügung stehen, springen Sie darüber oder balancieren Sie auf ihm. Kicken Sie Ihre Beine seitwärts und lassen Sie sich andere Abwechslungen einfallen.

Ich weiß aus eigener Erfahrung, dass andere Läufer oder Passanten manchmal mit Stirnrunzeln oder Schmunzeln reagieren. Egal. Was kümmert Sie das! Ihre Sprunggelenke und Knie werden es Ihnen danken.

Dynamisches und schmelzendes Dehnen

Im Faszientraining machen wir uns die Effekte sowohl des langsamen als auch des aktiven, wippenden Dehnens zunutze. Auch hier ist es wünschenswert, möglichst lange myofasziale Ketten zu erreichen. Das langsam-schmelzende Dehnen, wie wir es beispielsweise von vielen Yoga-Positionen kennen, sollte nicht passiv sein. Vielmehr spannen wir unser körperweites Fasziennetz bewusst auf, wenn wir uns dehnen. Wichtig ist die Achtsamkeit, das In-sich-Hineinspüren und das Wahrnehmen der Länge und Ausdehnung. Auch beim Dehnen sind wir also mit unserer Propriozeption dabei.

Versuchen Sie, sich langsam und genussvoll bis in den letzten erreichbaren Winkel zu rekeln. Bei den dynamischen Dehnungen wippen wir dann mit Minifederungen nach.[28] Wie beim Federn, Schwingen und Springen sollten wir variantenreich üben und immer neue Winkel erkunden, um die Faszienfasern möglichst multidirektional anzusprechen.

DIE KATZE IM STEHEN

Stellen Sie sich hüftbreit hin, die Knie sind leicht gebeugt. Stützen Sie Ihre Hände auf den Knien ab, der Oberkörper neigt sich nach vorn. Zunächst lassen Sie den Rücken gerade und den Kopf in Verlängerung der Wirbelsäule. Ziehen Sie die Wirbelsäule in die Länge und die Sitzhöcker immer weiter nach hinten. Die Länge behalten Sie nun bei, wenn Sie tief einatmen und den Bereich um Ihr Brustbein öffnen, während der Kopf sich leicht anhebt. Dehnen Sie die Vorderseite Ihres Oberkörpers auf und spielen Sie dann auch hier mit kleinen Variationen: Machen Sie spielerische kleine Bewegungen mit Ihrem Becken und Ihrem Schultergürtel. Schieben Sie zum Beispiel den einen Sitzhöcker weiter nach hinten und zugleich die diagonal gegenüberliegende Schulter etwas nach vorn. Spüren Sie in die Dehnung hinein. Wo fühlen Sie sich steif, wo braucht Ihr Körper Länge?

Anschließend bewegen Sie sich langsam in einen Katzenbuckel hinein, das Steißbein zieht nach unten und vorn, die Wirbelsäule rundet sich und der Kopf zieht Richtung Knie. Bauen Sie auch hier kleine Bewegungen ein, zum Beispiel mit dem Brustkorb. Dehnen Sie Ihre Körperrückseite ebenfalls variantenreich in kleinen Bewegungen. Wenn Sie das genießen können, haben Sie verstanden, worum es beim Fasziendehnen geht.

VORBEUGE AM STUHL

Stellen Sie einen Stuhl vor sich und stellen Sie die Ferse des linken Fußes auf die Sitzfläche. Das Bein sollte möglichst gestreckt sein, damit die Dehnung über eine längere myofasziale Kette geht und die oft verkürzte Beinrückseite beteiligt ist. Nehmen Sie die Arme gestreckt neben den Ohren nach oben. Wachsen Sie zur Decke und spüren Sie gleichzeitig den am Boden stehenden Fuß als stabile Basis. Aus dieser maximalen Streckung heraus beugen Sie sich nun zunächst mit geradem Rücken nach vorn zu dem Bein, das sich auf dem Stuhl befindet. Jetzt können Sie sich langsam rekelnd dehnen und dabei wieder mit dem Oberkörper verschiedene Winkel und Positionen ausprobieren, durchaus auch mit gerundetem Rücken. Anschließend wippen Sie federnd in der maximalen Dehnung nach, auch hier in verschiedenen Winkeln. Spüren Sie, wie sich die Dehnung durch den Körper fortsetzt und wie bei jeder Variante unterschiedliche Regionen beteiligt sind.

Üben Sie anschließend, indem Sie den rechten Fuß auf dem Stuhl positionieren.

Rollen und Selbstmassage

Das Rollen mit der Schaumstoffrolle ist wohl die bekannteste und am weitesten verbreitete Komponente des Faszientrainings. Doch wie Sie gesehen haben, ist Faszientraining mehr als nur Rollen. Beim Rollen lösen wir Verklebungen und Verdickungen im Gewebe. Wir sorgen für eine erfrischende Belebung des Bindegewebes, für einen Flüssigkeitsaustausch. Sie erinnern sich an den Schwamm-Effekt: Wasser wird aus dem Gewebe herausgepresst, frische Flüssigkeit kann anschließend aufgenommen werden.

In vielen Übungsanleitungen wird zum zügigen Rollen geraten. Für einen regenerativen Effekt auch in tieferen Schichten sollte aber so langsam wie irgend möglich gerollt werden. In welche Richtung Sie rollen, ist nach derzeitigem Forschungsstand für die erwünschte Wirkung einerlei. Sie können Ihre Oberschenkel also von der Hüfte zum Knie oder umgekehrt ausrollen. Das langsame Rollen sollte allerdings nicht vor einer sportlichen Aktivität praktiziert werden, sondern hinterher, übrigens auch bei Muskel- bzw. Faszienkater.

Die Anleitungen zu den gängigen Rolltechniken bekommen Sie meist zusammen mit der Schaumstoffrolle geliefert. Ich möchte Ihnen eine äußerst bequeme Variante für die Rückseite der Beine empfehlen. Dafür benötigen Sie eine längere Rolle, wie man sie beim Pilates benutzt.

FÜR EINE HYDRATION DER BEINRÜCKSEITEN

Legen Sie sich auf den Rücken und platzieren Sie die Rolle quer unter Ihren Oberschenkeln nahe dem Po. Legen Sie die Beine gestreckt über die Rolle und heben Sie sie nur einige Zentimeter vom Boden. Drehen Sie nun Ihre Oberschenkel auf der Rolle nach außen und innen, in einer langsamen und flüssigen Bewegung. Stellen Sie sich vor, dass Sie das Muskelfleisch und die Faszien um den Oberschenkelknochen herumschieben. Nach etwa zehn Wiederholungen setzen Sie die Rolle einige Zentimeter weiter Richtung Knie. Überall dort, wo Sie ein »Wohlweh« empfinden, verweilen Sie etwas länger. Arbeiten Sie sich so in vier bis fünf Etappen bis zur Kniekehle vor. Diese überspringen Sie, und dann kommt der Unterschenkel dran. Hier reicht es, wenn Sie die Füße kreisen oder ihre Füße im Wechsel flexen und strecken. Auch am Unterschenkel arbeiten Sie an vier bis fünf Stellen immer weiter bis zur Achillessehne. Diese Technik ist bequem und effektiv zugleich. Es empfiehlt sich, im Liegen und Stehen Vorher und Nachher zu vergleichen.

Spüren für bessere Propriozeption

Wir nehmen unseren Körper hauptsächlich über die Faszien mit ihren zahlreichen Rezeptoren wahr. Wichtig für ein Feintuning der Propriozeption ist Aufmerksamkeit. Suchen Sie bei den Dehnungen zum Beispiel nach immer neuen Varianten und genießen Sie diese. Konzentrieren Sie sich auf die kleinen Bewegungen und Richtungsänderungen.

Auch beim Rollen konzentrieren Sie sich bitte auf das Spüren! Nehmen Sie bei allen Übungen wahr, was sich im Körper abspielt, und lassen Sie sich nicht ablenken.

Versuchen Sie auch im Alltag, genauer und feiner in Ihren Körper hineinzuspüren. Für viele Menschen ist das nicht einfach. Der Körper funktioniert ja, und solange er das tut, sieht man vielleicht keinen Grund, seinen Körpersinn zu schulen. Doch es lohnt sich in jedem Fall. Eine gute Propriozeption schützt uns vor Überlastungen und Verletzungen. Sie ermöglicht ökonomische, geschmeidige Bewegung. Sie ist eine Voraussetzung dafür, sich im eigenen Körper zu Hause zu fühlen.

Mehr Übungen für die Verfeinerung Ihrer Propriozeption und eine entspannte Körperhaltung finden Sie im vierten Teil unter »Themen und Übungen für eine gesunde Körperhaltung und geschmeidige Bewegungen«.

Ernährung für die Faszien

Sie ahnen es sicher schon: Um ihre Faszien gesund zu erhalten oder zu machen, braucht es ein Paket aus gesunder Ernährung, ausreichend Bewegung und Schlaf sowie möglichst wenig ungesundem Stress. Das gilt für unseren gesamten Organismus. So einfach ist das – oder auch nicht, in unserer schnelllebigen Zeit. Für viele Menschen ist es heutzutage eine Seltenheit, sich täglich selbst eine Mahlzeit aus natürlichen, frischen Lebensmitteln zuzubereiten. Das kostet zu viel Zeit. Die Supermarktregale bieten reichlich bequemen Ersatz. Nur leider sind das meist keine natürlichen Nahrungsmittel mehr. Sie sind industriell gefertigt. Tatsache ist, dass die Lebensmittelindustrie nicht das Interesse hat, für die Gesundheit der Konsumenten zu sorgen. Sie hat verständlicherweise in erster Linie Interesse daran, ihre Produkte zu verkaufen. Die Konsumenten sollen zum Konsum angeregt werden. Viel Geld wird investiert, um in Fertigprodukte einen speziellen Geschmack sowie Substanzen einzubauen, die Gelüste wecken und süchtig machen. In Laboren arbeiten Lebensmittelchemiker an dem ganz besonderen Kick, um einem Hersteller Marktvorteile zu verschaffen. Schließlich ist die Konkurrenz groß.

Oft ist die Verlockung für den Konsumenten ganz plump und einfach: Zucker. Warum, denken Sie, ist in so gut wie jedem Fertigprodukt Zucker verarbeitet? Zucker macht süchtig, das ist inzwischen erwiesen, und manche Experten stufen Zucker als das gefährlichste Suchtmittel unserer Zeit ein.

Hinzu kommt, dass die Art der Nahrung, die die meisten Menschen zu sich nehmen, qualitativ schlecht ist. Durch die industrielle Bearbeitung von Lebensmitteln gehen viele wichtige und gesunde Nährstoffe verloren. Ganz zu schweigen davon, dass Obst und Gemüse Schwermetalle und Pestizide enthalten und Hormone und Medikamentenrückstände in konventionell erzeugtem Fleisch vorzufinden sind. Das alles ist Gift für den ganzen Körper und auch für die Faszien. Wir haben jede Menge Essen zur Verfügung und leiden doch unter Mangelerscheinungen. So verwundert es nicht, wenn sich die Folgen der weitverbreiteten Ernährungsgewohnheiten in Übergewicht und Krankheiten manifestieren.

Verzeihen Sie mir diesen grundsätzlichen Kommentar vorab. Doch ich finde es wenig sinnvoll, Ihnen zum Thema »Ernährung für die Faszien« einfach zwei Listen mit guten und bösen Lebensmitteln aufzutischen. Denn gesunde Ernährung ist mehr als eine Zutatenliste.

Alle paar Jahre gibt es neue Studien und neue Erkenntnisse, was besonders gesund oder ungesund sein könnte. Letztlich läuft es auch bei der Ernährung darauf hinaus, dass wir auf unseren Körper hören. Dem einen taugt die Paleo-Ernährung, dem anderen geht es gut als Vegetarier oder Veganer. Dennoch können wir uns an einigen Grundregeln orientieren.[29]

Bevorzugen Sie frische Lebensmittel

Im Sinne der Gesundheit unserer selbst und unserer Faszien sollten wir in erster Linie darauf achten, frische und naturbelassene Lebensmittel – am besten in Bio-Qualität – zu uns zu nehmen. Dabei vermeiden wir nicht nur eine zusätzliche Belastung des Körpers mit Schwermetallen, Pestiziden, Antibiotika, Hormonen und unerwünschten anderen Stoffen. Wir sorgen auch dafür, dass uns lebenswichtige Nährstoffe in großer Menge zur Verfügung stehen – beispielsweise in saisonalem Gemüse und Obst, das keine langen Transportwege hinter sich hat.

Trinken Sie ausreichend Wasser

Es liegt auf der Hand, dass wir auch für unser Bindegewebe genügend Flüssigkeit zu uns nehmen müssen. Schließlich bestehen gesunde Faszien bis zu 70 Prozent aus Wasser. Eine gut funktionierende Wasserbindung ist Voraussetzung für die Elastizität und Gleitfähigkeit der Faszien sowie einen gesunden Stoffwechsel (siehe auch »Gesunde Faszien sind gut ›bewässert‹«). Wie gut die Faszien Wasser speichern können, hängt von mehreren Faktoren ab.

Alle paar Jahre gehen die Meinungen darüber auseinander, wie viel wir trinken sollten. Heute geht man von 1,5 bis 2 Litern aus. Das ist allerdings abhängig davon, wieviel Flüssigkeit Sie beispielsweise durch Obst und Gemüse zu sich nehmen und wie viel Sport Sie treiben. Auch bei geistiger Anstrengung brauchen Sie mehr Flüssigkeit.

Wichtig: Trinken Sie am besten bereits bevor sich Durst einstellt. Denn Durst ist ein Zeichen dafür, dass schon ein Flüssigkeitsmangel besteht. Und trinken Sie nicht einen Liter auf einmal, sondern öfter zwischendurch kleinere Mengen. Am besten ist pures Wasser. Sie müssen kein teures Mineralwasser kaufen, Leitungswasser enthält meist ausreichend Mineralstoffe und ist in Deutschland gut kontrolliert.

Vermeiden Sie Übergewicht

Ein paar Kilo mehr als das Idealgewicht schaden sicher noch nicht, aber darüber hinaus wird es ungesund für die Faszien. Dann werden Gelenke, Sehnen, Bänder und andere fasziale Strukturen über Gebühr mechanisch belastet. Auch die Beweglichkeit leidet, und wie wir inzwischen wissen, ist Bewegungsmangel Gift für die Faszien. Sie verkleben und verfilzen. Zudem produzieren vergrößerte Fettzellen vor allem im Bauchraum (viszerales Bauchfett) Unmengen von Entzündungsstoffen, die auch den Faszien Schaden zufügen.

Wenn Sie abnehmen wollen, denken Sie nicht ausschließlich an Kalorien. Wie lange das Sättigungsgefühl anhält, hat nichts mit der Menge der Kalorien zu tun. Es kommt auf die Zusammensetzung der Mahlzeiten an. Je mehr Zucker oder andere kurzkettige Kohlenhydrate eine Mahlzeit enthält, desto schneller stellt sich wieder Hunger ein. Gesunde Fette schaden nicht, im Gegenteil. Und Proteine (Eiweiß) geben Power.

Verbannen Sie ungesunden Zucker

Im Durchschnitt nimmt jeder Deutsche etwa 35 Kilogramm Zucker pro Jahr zu sich, in Österreich und in der Schweiz sind es sogar noch mehr. Wer seinen Körper mit Zucker bombardiert, kurbelt die Insulinproduktion ständig an, was zu einer krankhaften Stoffwechselentgleisung führen kann – der Insulinresistenz.[30] Folgen wie Übergewicht und Diabetes sind bekannt.

Ein hoher Zuckerkonsum schadet aber auch der Darmflora und begünstigt entzündliche Prozesse. Er führt zu einer Übersäuerung des Körpers, zu einer Verengung und Verhärtung der Blutgefäße und auch dazu, dass die Faszien steifer werden. Die Matrix wird zäher und dickt ein. Zwischen den Kollagenfasern in Gefäßwänden und anderen Faszien bilden sich feste »Zuckerbrücken«, das Bindegewebe wird steif und unelastisch. Das nennen die Wissenschaftler Glykosylierung oder Glykierung.

Es geht hier nicht um das gelegentliche Stück Kuchen vom Lieblingskonditor, den Riegel Schokolade alle paar Tage oder das Eis an heißen Sommertagen. Ein Großteil des Zuckers steckt gar nicht in den Süßigkeiten, die wir ab und zu essen. Zucker ist in einer Vielzahl von Fertiglebensmitteln versteckt – in Tomatenketchup genauso wie in Essiggurken und Heringssalat, in Fertigmüsli, Salzstangen und Toastbrot. Wer sich mit Fruchtjoghurt etwas Gutes tun will, übersieht meist, dass er mehr als zehn Prozent Zucker enthält. Es ist also gar nicht leicht, Zucker zu vermeiden, wenn man ins Supermarktregal greift. Hinzu kommen der ausgiebige Brotkonsum und die allseits beliebten Nudelgerichte. Auch Brot und Nudeln enthalten reichlich ungünstige Kohlenhydrate.

Sollten Sie also darauf bedacht sein, jede Art von Zucker in Form von Kohlenhydraten möglichst zu vermeiden? Nein, das wäre unsinnig und auch ungesund. Aber achten Sie darauf, dass Sie vor allem komplexe, langkettige Kohlenhydrate zu sich nehmen, die den Blutzucker- und folglich den Insulinspiegel nur langsam ansteigen lassen. Dann hält auch das Sättigungsgefühl länger an, Heißhungerattacken haben keine Chance.

Wenn Sie auf Getreide nicht verzichten möchten, versuchen Sie zumindest Weizenprodukte zu meiden. Testen Sie doch einmal Brot aus gekeimtem Getreide. Um Reis und Nudeln zu ersetzen, können Sie Hirse, Amaranth, Quinoa und Buchweizen verwenden.

Die meisten Kohlenhydrate sollten Sie am besten in Form von Gemüse und Obst zu sich nehmen. In vielen Gemüsesorten sowie in Hülsenfrüchten sind genügend gesunde Kohlenhydrate enthalten, um den Körper optimal zu versorgen, dazu jede Menge Vitamine, Mineral- und Ballaststoffe.

Leider hat sich herausgestellt, dass auch der Zucker in Früchten (Fructose) in großen Mengen gesundheitsschädlich ist. Um nicht zu viel Fructose zu sich zu nehmen, bevorzugen Sie beispielsweise leckere Beeren, Melonen, Grapefruit, Ananas, Aprikosen und Pfirsiche.

Achten Sie auf gesunde Fette

Mit der heutzutage typischen Ernährung nehmen wir meist zu viele gesättigte Fettsäuren zu uns. Sie geben uns zwar Kalorien, haben aber darüber hinaus kaum einen Nutzen für unsere Körperfunktionen. Enthalten sind gesättigte Fettsäuren vor allem in tierischen Lebensmitteln wie Fleisch, Käse, Wurst, Butter, Mayonnaise und auch in vielen Backwaren.

Bauen Sie stattdessen mehr ungesättigte Fettsäuren in Ihre Ernährung ein, die reich in Pflanzenölen enthalten sind. Omega-6- und Omega-3-Fettsäuren sind bedeutend für unsere Gesundheit, unter anderem wirken sie entzündungshemmend. Aus ihnen kann unser Körper Stoffe herstellen, die für die Regeneration und die Heilung des Gewebes nötig sind.

Omega-3-Fettsäuren wirken sich besonders positiv aus. Sie sind wichtige Bausteine der Zellmembranen und an zahlreichen Stoffwechselprozessen auch in den Faszien beteiligt. Zu den besten Quellen von Omega-3-Fettsäure gehören Leinsamen und Leinöl, Walnüsse und Walnussöl, Sesamöl, Rapsöl und Weizenkeimöl. Auch Avocados enthalten reichlich Omega-3-Fettsäuren, ebenso fetter Fisch wie Lachs, Hering, Makrele, Kabeljau und Sardinen. Ein Tipp: Kombinieren Sie bei Ihren Mahlzeiten Kohlenhydrate mit gesunden Ölen, dann steigt der Blutzuckerspiegel weniger schnell an.

Ernähren Sie sich proteinreich

Proteine sind die wichtigsten Baustoffe unseres gesamten Körpers, auch in den Faszien. Wir brauchen Proteine als Grundmaterial für Zellen und Gewebefasern. Kollagen und Elastin sind Strukturproteine, aus denen das Fasziengewebe zu einem großen Teil besteht. Im Körper gibt es Zigtausende unterschiedlich aufgebaute Proteine. Sie setzen sich jeweils aus Ketten von Aminosäuren zusammen. Man kennt gut 20 verschiedene dieser Aminosäuren, und eine Reihe davon kann der Körper nicht selbst herstellen. Deshalb müssen sie mit der Nahrung aufgenommen werden.

Zu den wichtigsten Aminosäuren für ein gesundes Bindegewebe gehören Arginin, Cystein, Glutamin, Histidin, Methionin, Isoleucin, Lysin und Tyrosin. Diese Aminosäuren stimulieren unter anderem die Protein- und Kollagensynthese und sind wichtig für das Immunsystem.

Besonders effektiv kann unser Körper Aminosäuren aus tierischen Lebensmitteln wie Eiern, Fleisch und Fisch, Käse und anderen Milchprodukten verwerten.

Allerdings kann ein Zuviel an tierischen Proteinen zu einer Übersäuerung des Körpers führen, was auch für die Faszien ungesund ist. Dann nämlich können die Zellen namens Fibroblasten, die unser Kollagennetz aufbauen und erneuern, ihre Aufgaben kaum noch erfüllen. Deshalb sollten Sie auf eine ausgewogene Balance zwischen Proteinen aus tierischen und pflanzlichen Lebensmitteln achten. Nüsse, Kürbiskerne und Hanfsamen sind gute Proteinquellen, ebenso Hülsenfrüchte und sogenannte Pseudogetreide wie Buchweizen, Quinoa und Amaranth. Auch Champignons liefern gesunde Aminosäuren, wenn man sie mit Salat und anderem Gemüse kombiniert.

Wichtige Mikronährstoffe für die Faszien

Gesunde Stoffwechselprozesse sind auf ausreichend Vitamine, Mineralstoffe und Spurenelemente angewiesen. Ein Mangel kann dazu führen, dass der Aufbau und die Erneuerung unserer Faszien beeinträchtigt wird. Die Faszien können verkleben und spröde werden. Diese Verklebungen wiederum haben zur Folge, dass das Gewebe noch weniger versorgt wird – ein Teufelskreis. Ein Mangel an Mikronährstoffen ist nicht selten, unter anderem aufgrund der Ernährungsweise und der industriellen Verarbeitung von Lebensmitteln. Je nachdem, ob wir Stress haben, krank sind, Alkohol trinken oder rauchen, sollten wir unserem Körper gezielt mehr Mikronährstoffe zur Verfügung stellen. Am besten geschieht das über natürliche, frische Lebensmittel und nicht über Nahrungsergänzungsmittel.

Vitamin A ist für eine gesunde Entwicklung von Haut, Augen, Schleimhäuten und Lymphgefäßen unentbehrlich. Da es bei der gesamten Proteinsynthese eine Rolle spielt, ist es auch mitverantwortlich für die Stabilität der Faszien. Vitamin A kommt reichlich in Leber und Milchprodukten wie Butter und Käse vor. Seine Vorstufe Beta-Carotin findet sich in Karotten, Tomaten, roter Paprika, Brokkoli, Spinat und Feldsalat.

Vitamine des B-Komplexes braucht unser Organismus hauptsächlich für ein gesund funktionierendes Nervensystem. Das ist äußerst wichtig für die Faszien, weil wir dort unzählige sensorische Rezeptoren finden, die unserem Körpersinn, der Propriozeption, dienen (siehe »Faszien als Sinnesorgan«). Vitamin B5 wirkt sich außerdem auf die Wundheilung aus, indem es die Zahl der Fibroblasten erhöhen kann. Die meisten der B-Vitamine sind in Vollkorngetreide, Soja, Gemüse und Nüssen enthalten. Geringere Mengen liefern uns Fleisch und Fisch sowie Eier und Milchprodukte. Ausnahme ist das Vitamin B12, das vor allem in tierischen Lebensmitteln zu finden ist.

Vitamin C unterstützt die Bildung von Kollagen, ist also wichtig für den Aufbau eines stabilen Fasernetzes in den Faszien. Es wirkt als Helfer bei der Wundheilung, hemmt Entzündungen und ist auch wichtig für das Immunsystem, indem es die Aktivität von Abwehrzellen stimuliert. Eine gute Quelle von Vitamin C ist Obst, aber auch Petersilie, Paprika, Kohl und Kartoffeln enthalten viel davon.

Vitamin E schützt unsere Zellen, indem es freie Radikale abfängt. Dabei arbeitet es mit dem Vitamin C zusammen. Es ist an der Bildung von Zellmembranen beteiligt und dient somit der Zellerneuerung. Auch Vitamin E hilft unserem Körper dabei, sich gegen

Entzündungen zu wehren. Hoch dosiert wird es deshalb zum Beispiel bei entzündlichen Gelenkbeschwerden wie Rheuma und Arthritis eingesetzt. Vitamin E kommt vor allem in kaltgepressten Pflanzenölen, Fisch und Ei sowie in grünem Blattgemüse vor.

Kalzium ist ein Mineral, das unter anderem dabei hilft, die Kollagenfasern in den Faszien zu stabilisieren. Fehlt dem Organismus Kalzium, geht das auf Kosten der Elastizität und Belastbarkeit von Sehnen und Bändern. Besonders viel Kalzium liefern Milchprodukte, aber auch Brokkoli, Fenchel, Spinat und Grünkohl sowie Sesam, Soja, weiße Bohnen und Kichererbsen.

Magnesium benötigt unser Organismus für die Bildung vieler Enzyme zur Protein- und Kollagensynthese. Bekannt ist seine muskelentspannende Wirkung. Außerdem spielt es bei der Wundheilung eine Rolle und hilft dabei, die Übertragung von Informationen in den Nerven- und Muskelzellen zu regulieren. Zwischen 50 und 70 Prozent des Magnesiums im Körper sind in den Knochen zu finden, der übrige Anteil in Muskeln, Faszien und Organen. Gute Magnesiumlieferanten sind Nüsse, Kürbiskerne, Sonnenblumenkerne, Sesam, Hülsenfrüchte, Amaranth, Quinoa, Vollkorngetreide, Spinat, Kokosnüsse und Trockenfrüchte.

Schwefel hat wichtige Aufgaben beim Aufbau der Grundsubstanz in den Faszien, und zwar als Bestandteil der wasserbindenden Proteoglykane. Auch bei der Stabilisierung der Kollagenfasern ist Schwefel unabkömmlich, denn er bildet kleinste Brückenverbindungen in den Proteinstrukturen. Ausreichende Mengen dieses Mineralstoffs können wir mit proteinhaltigen Lebensmitteln wie Fleisch, Fisch, Milchprodukten und Nüssen zu uns nehmen. Gute Quellen sind auch Knoblauch, Zwiebeln und Schnittlauch.

Zink ist ein lebensnotwendiges Spurenelement. Es ist an einer Vielzahl von Vorgängen im Zucker-, Protein- und Fettstoffwechsel beteiligt. Zink ist bekannt für seine entzündungshemmenden Eigenschaften. Wichtig ist es auch für den gesunden Aufbau des Bindegewebes, für die Wundheilung und für ein starkes Immunsystem. Dabei arbeitet Zink eng mit dem Vitamin C zusammen. Besonders viel Zink steckt in Rindfleisch, Seefisch und Meeresfrüchten, in Eiern sowie in Milchprodukten, vor allem in Käse.

Die Aufzählung wichtiger Mikronährstoffe für die Faszien ließe sich weiter fortsetzen. Schließlich ist unser Stoffwechsel ein höchst komplexes Gefüge, in dem alles ineinandergreift und aufeinander Einfluss hat.

Bauen Sie mehr basische Lebensmittel ein

Welche Auswirkungen eine Übersäuerung des Körpers auf das Bindegewebe haben kann, habe ich bereits im Abschnitt über die Dehydration von Faszien erwähnt. Ein saures Milieu führt dazu, dass die Grundsubstanz um Bindegewebszellen und Kollagenfasern zähflüssiger wird. Dann ist die Fähigkeit, Wasser zu binden, beeinträchtigt. Das hat zur Folge, dass wichtige Versorgungs- und Transportfunktionen im Gewebe nicht mehr reibungslos funktionieren und auch die Rezeptoren für den Körpersinn ihre Aufgaben nicht mehr optimal erfüllen können. Die Faszien werden spröder und verletzungsanfälliger. Entzündungen und Schmerzen gehören ebenfalls zu den Folgeerscheinungen.

Wie groß der Einfluss der Ernährung auf das Säure-Basen-Gleichgewicht ist, darüber gehen die Meinungen der Experten auseinander. Allerdings ist es eine Tatsache, dass die weitverbreitete Ernährungsweise mit viel Fleisch, Wurst und Milchprodukten zu einer Übersäuerung des Körpers beiträgt. Wer sich zudem noch wenig bewegt, viel Alkohol und Kaffee trinkt, häufig Stress oder Ärger hat und zu wenig erholsam schläft, der erhöht sein Risiko.

Um es nicht zu kompliziert zu machen: Fangen Sie doch zunächst einfach damit an, mehr frisches Gemüse und Obst in Ihre Ernährung einzubauen. Sie wirken fast alle basisch.[31] Manche Menschen (auch ich gehöre dazu) schwören auf ihren täglichen frisch gepressten Obst- und Gemüsesaft. Das geht schnell und versorgt den Körper zudem mit einer geballten Ladung an Vitaminen und Mineralien. Alles, was Sie dazu brauchen, ist ein Entsafter. Wenn Sie einmal auf den Geschmack gekommen und ein wenig kreativ geworden sind, werden auch Sie diese Vitalstoffbombe nicht mehr missen wollen!

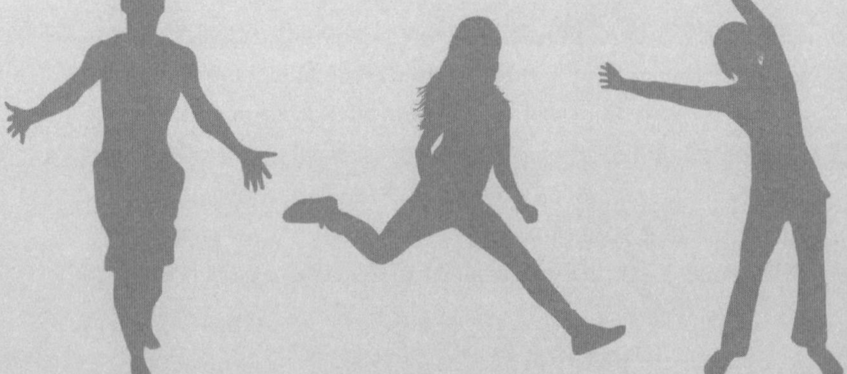

DRITTER TEIL

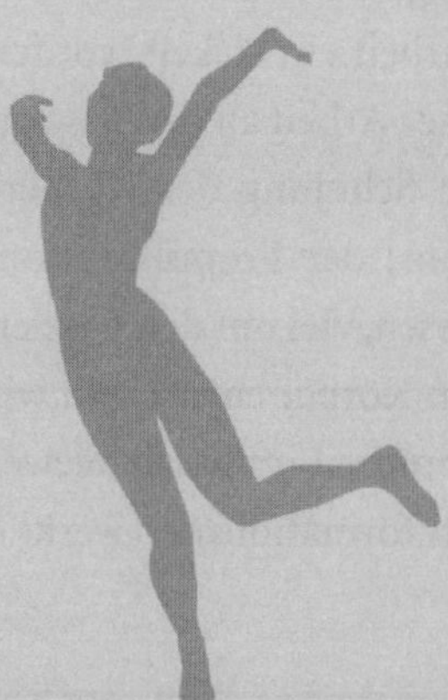

ROLFING UND CO. – KÖRPERARBEIT FÜR GESUNDE HALTUNG UND BEWEGUNG

Viele Menschen kämpfen mit Beschwerden, die sie mit dem Älterwerden begründen, andere haben schon seit ihrer Jugend immer wieder Rückenschmerzen. Häufig haben Besuche bei diversen Fachärzten diesen Menschen nicht auf Dauer geholfen. Spätestens dann werden sie nach alternativen Wegen suchen, ihre gesundheitlichen Probleme anzugehen. Wenn sie Glück haben, bekommen sie von einem guten Freund oder einer sympathischen Kollegin einen Tipp, der sich als goldrichtig herausstellt. Allerdings geht es vielen Menschen eher so, dass sie angesichts einer Vielzahl von alternativen oder komplementären Therapien auf dem Gesundheitsmarkt in Verwirrung geraten.

Es gibt eine Reihe von körpertherapeutischen Verfahren, die eine gelöste Körperhaltung und eine freie, schmerzlose Beweglichkeit zum Ziel haben. Ich möchte hier einige bewährte Methoden vorstellen, die von Pionieren der Körperarbeit entwickelt worden sind. Bei den einen steht die »handgreifliche« Arbeit an den Faszien im Vordergrund, bei anderen die subtile Schulung der Körperwahrnehmung und unseres sechsten Sinns, der Propriozeption. Auch Zweiteres hat, wie wir inzwischen wissen, viel mit den Faszien zu tun. Denn das feine Gespür für unseren Körper entwickeln wir mithilfe der unzähligen sensorischen Rezeptoren im Fasziengewebe (siehe »Sinnesorgan und körperweites Informationsnetzwerk«).

Die Alexander-Technik

Frederick Matthias Alexander (1869–1955) war ein talentierter australischer Schauspieler, der bekannt war für seine Darbietung von Shakespeare-Monologen. Doch ihn plagte zusehends eine mysteriöse Heiserkeit, die bei Auftritten so stark sein konnte, dass seine Stimme versagte. Ärzte und Sprechtrainer konnten ihm nicht helfen. F. M. Alexander machte sich also daran, dem Problem selbst auf den Grund zu gehen. Mithilfe von Spiegeln beobachtete er sehr genau, was beim Sprechen mit seinem Körper geschah. Er bemerkte, dass er dabei den Kopf in den Nacken zog und Druck auf den Kehlkopf ausübte. Er versteifte sich und die Anspannung setzte sich in den gesamten Körper fort. Das alles geschah unwillkürlich, schon wenn er nur daran dachte, einen Text vorzutragen. Alexander übte sich beharrlich darin, dieses vertraute Muster zu durchbrechen. Indem er alle unnötige Anspannung immer wieder bewusst losließ, schon beim Gedanken ans Rezitieren, konnte er frei atmen und sprechen. Nicht nur die Probleme mit seiner Stimme verschwanden, sein allgemeiner Gesundheitszustand verbesserte sich.

Alexander entwickelte aus seinen eigenen Erfahrungen und Erkenntnissen eine Methode, die er zunächst mit Schauspielkollegen praktizierte und später an viele weitere Menschen weitergab. Anfang der 1930er-Jahre eröffnete er in Großbritannien eine Schule zur Ausbildung von Alexander-Technik-Lehrern, und auch in den USA sowie Europa erlangte seine Methode zunehmend Anerkennung.

Wer Unterricht in Alexander-Technik nimmt, lernt ungünstige Gewohnheiten bei Bewegungen und beim Einsatz des Körpers im Allgemeinen zu erkennen, durch die unnötig Kraft aufgewendet und Anspannung erzeugt wird. Selbstbeobachtung und Selbstwahrnehmung sind also gefordert. Geübt wird in Einzelsitzungen vorwiegend mit alltäglichen Bewegungen und Aktivitäten wie dem Aufstehen und Hinsetzen, dem Stehen und Gehen, dem Sitzen am Computer oder auch dem Spielen eines Musikinstruments. Ziel ist es, die Art und Weise der Haltung und Bewegung bewusst so zu ändern, dass sie möglichst mühelos geschieht.

Die Feldenkrais-Methode

Wir Menschen brauchen im Unterschied zu Tieren sehr lange, um zu lernen, wie wir uns am geschicktesten bewegen. Als Babys und Kleinkinder erkunden wir in einem monatelangen Lernprozess, wie wir uns vom Bauch auf den Rücken und vom Rücken auf den Bauch drehen und wie wir dann zum Sitzen kommen können, ohne das Gleichgewicht zu verlieren. Dann das Krabbeln. Anfangs ist es gar nicht so einfach, dabei die Balance zu wahren und auch noch vorwärtszukommen. Und wenn wir etwas später mit dem Stehen und Gehen experimentieren, plumpsen wir immer wieder auf den Boden. Mit jedem neuen Versuch, mit jedem Gelingen und auch mit jedem Scheitern lernen wir dazu. Das nächste Mal ist die Koordination schon besser, auch beim Fallen. Die Vielseitigkeit des spielerischen Erkundens dauert noch eine ganze Weile an, wird aber mit den Jahren in der Regel immer geringer.

Wenn wir uns einmal gut genug bewegen können, um die alltäglichen Anforderungen zu meistern, dann hört das aufmerksame Experimentieren mit Bewegung für die meisten von uns auf. Wir legen motorisch einseitige Trampelpfade an. Der Lernprozess ist beendet. Wir können ja sitzen, stehen und gehen, warum sich also darüber Gedanken machen? All das funktioniert ja automatisch. Doch genau das ist oft das Problem. Denn ungünstige Muster bei den scheinbar einfachsten Bewegungen führen langfristig zu Beschwerden wie chronischen Verspannungen, Problemen mit dem Rücken und mit den Gelenken.

Hier setzt die Feldenkrais-Methode an. Sie schult die Aufmerksamkeit für die Art und Weise, wie wir unseren Körper einsetzen. Gibt es noch andere Optionen und wie fühlen diese sich an? Beim Feldenkrais wird mit meist langsamen Bewegungen und spielerischem Experimentieren nach neuen Möglichkeiten geforscht, sich leichter und ohne unnötigen Kraftaufwand zu bewegen. Dabei verfeinert sich unser Körpersinn, die Propriozeption, und dem Gehirn werden neue Optionen für die Bewegung gezeigt.

Der israelische Physiker und Judolehrer Moshé Feldenkrais (1904–1984) nannte seine Methode »Funktionale Integration«. Für Feldenkrais waren Geist und Körper eine untrennbare Einheit. Bewegung betrachtete er als Ausdruck der ganzen Person. Feldenkrais war schon früh davon überzeugt, dass unser Gehirn ein Leben lang lernfähig ist und wir es stets umprogrammieren können. Er eignete sich profundes Wissen in Neuro- und Verhaltensphysiologie, Anatomie und Biomechanik an und tauschte sich mit Kollegen im Bereich der Körperarbeit aus. Feldenkrais war Ida Rolf, der Begründerin des Rolfing, freundschaftlich verbunden und die beiden inspirierten sich gegenseitig.

Die Osteopathie

Der Begründer der Osteopathie, der amerikanische Arzt Andrew Taylor Still (1828–1917), war ohne Zweifel ein Pionier der Faszienbehandlung. Er schrieb den Faszien als einer der Ersten eine große Bedeutung für die Gesundheit des Organismus zu. Still sagte einmal: »Faszien sind der Ort, wo man Krankheit suchen muss, sie sind aber auch der Ort, wo Heilung beginnt.«

Für ihn war schon Ende des 19. Jahrhunderts klar, dass Beeinträchtigungen in einem Teil des Körpers nicht nur lokal zu Problemen führen, sondern sich auf den gesamten Organismus auswirken. Zugleich war er der Überzeugung, dass der Mensch alle

Möglichkeiten der Gesundung in sich selbst trägt. Schon frühzeitig erkannte Still außerdem, dass eine unzureichende Durchblutung den Organismus anfällig für Krankheiten macht.

Seit den Zeiten von Andrew Taylor Still hat sich die Osteopathie ständig weiterentwickelt, unter anderem durch einen seiner Schüler, William Garner Sutherland, der Mitte des 20. Jahrhunderts das Konzept der Craniosacralen Therapie entwickelte. In den 1980er-Jahren kam die Viszerale Manipulation durch den Franzosen Jean-Pierre Barral hinzu.

Ein grundlegender Gedanke der Osteopathie: Der Organismus ist selbst in der Lage, sich zu regulieren und damit zu heilen. Voraussetzung dafür sind allerdings Beweglichkeit und Bewegungsfreiheit – im Körper insgesamt, zwischen den einzelnen Körperstrukturen und zwischen den Organen. Auch die Eigenbewegung von Organen wird in der Osteopathie berücksichtigt. Dort, wo die Beweglichkeit eingeschränkt ist, entstehen aus Sicht der Osteopathie Blockaden und Funktionsstörungen, die dann zu spürbaren Beschwerden führen. Oder wie Andrew Taylor Still sagte: »Alles Leben ist Bewegung. Dort, wo Bewegung gestört ist, beginnt Krankheit.«

Ein Osteopath untersucht und behandelt eingeschränkte Strukturen und Fehlspannungen in den Faszien mit seinen Händen. Dabei gibt er gezielte Impulse, um diese aufzulösen und den Prozess der Selbstregulation und Gesundung zu ermöglichen. Die Bandbreite der Behandlungstechniken ist enorm vielfältig: Da werden Wirbelgelenke handfest und mit Nachdruck zurechtgerückt, was gelegentlich an Chiropraktik erinnert. Auf der anderen Seite kann ein Osteopath mit sanften Berührungen Asymmetrien im Schädel behandeln und ebenso sanft der Niere oder Leber wieder zu freier Beweglichkeit verhelfen.

Die Rolfing-Methode

Es gibt Gemeinsamkeiten zwischen der Osteopathie und dem Rolfing, aber es gibt auch deutliche Unterschiede. Beide Methoden messen den Faszien große Bedeutung für unsere Gesundheit bei. Beide zielen auf möglichst freie Beweglichkeit zwischen den Strukturen unseres Körpers ab, und manche Behandlungstechniken ähneln sich. Beide fahnden nach Bewegungseinschränkungen und den beteiligten Faszienstrukturen.

Doch im Unterschied zur Osteopathie will Rolfing den gesamten Körper neu »ordnen«. Ziel ist es, durch manuelle Arbeit am Fasziennetzwerk die Struktur des Körpers insgesamt so zu reorganisieren, dass Aufrichtung und Bewegung mühelos und ohne überflüssigen Kraftaufwand möglich werden. Dabei sieht Rolfing den Körper im Kontext der Schwerkraft, die immer und überall auf der Erde wirkt. Mühelos aufrichten und ökonomisch bewegen kann sich der Mensch auf zwei Beinen nur, wenn seine Körperstruktur der Schwerkraft so wenig »Angriffsfläche« wie möglich bietet. Der Körper muss so ausbalanciert sein, dass ihn die Schwerkraft nicht nach unten zieht, sondern im Gegenteil unterstützend wirken kann (siehe »Die Schwerkraft ist der Therapeut«). Nur so können wir ungesunde Verspannungen dauerhaft vermeiden. Das ist einfache Physik.

Dieser Ansatz macht Rolfing zu einer auch heute noch einzigartigen Methode und seine Begründerin, Dr. Ida P. Rolf (1896–1979), zu einer Pionierin der Körperarbeit. Die in jungen Jahren promovierte Biochemikerin hatte nach mehreren Jahren Forschungstätigkeit am Rockefeller Institute ihren Wissensdurst noch lange nicht gestillt. Viele Jahre widmete sie dem Studium der Faszien und alternativer Heilmethoden. Sie studierte Homöopathie, befasste sich mit Osteopathie, Feldenkrais und Alexander-Technik, Chiropraktik und intensiv mit Yoga.

Mit der Begrenztheit der Schulmedizin wollte sie sich nicht zufriedengeben. Zu vielen Menschen, die ihr nahestanden, hatte diese Medizin nicht helfen können. Ida Rolf erkannte, dass die Balance der Körperstruktur entscheidend zu einer Besserung von Beschwerden beitragen kann und dass diese Balance von der Beschaffenheit des Fasziennetzwerks im Körper abhängt. Wenn sich die Körperstruktur durch die Plastizität des Bindegewebes ungünstig verändern kann, dann muss es auch möglich sein, diesen Prozess umzukehren und unausgewogene Spannungsmuster wieder ins Gleichgewicht zu bringen. Davon war Ida Rolf überzeugt. In jahrzehntelanger Arbeit entwickelte Rolf eine Methode, die sie ursprünglich »Strukturelle Integration« nannte.

»Rolfing setzt sich auf eine sehr viel grundlegendere Art mit Strukturen auseinander als alle anderen Schulen. Unsere Methode ist grundlegender, weil wir uns darüber klar sind, dass Struktur durch die Beziehung des Körpers zum Gravitationsfeld bestimmt ist. (…) Wir können das Feld der Schwerkraft nicht ändern; so großartig sind wir noch nicht. Wir können jedoch Einfluss darauf nehmen, wie die einzelnen Teile des Körpers als Ganzes zusammenpassen.«[32]

Auch zwischen Alexander-Technik beziehungsweise Feldenkrais und Rolfing gibt es eine Schnittmenge. Die achtsame Körperwahrnehmung des Klienten wird bei jeder Rolfing-Sitzung angesprochen und die Propriozeption verfeinert. Das geschieht während der manuellen Behandlung der Faszien im Liegen und Sitzen und zusätzlich bei Spür- und Bewegungsübungen, die der Rolfer zu Beginn und am Ende einer Sitzung einbaut. Dabei geht es unter anderem um die scheinbar einfachsten Themen: Wie atme ich? Wie sitze ich? Wie stehe und gehe ich? Wie setze ich meinen Körper bei alltäglichen Aktivitäten ein? Und was könnte der Grund dafür sein, dass ich es so und nicht anders mache?

Oft sind die Klienten überrascht, welche ungünstigen Gewohnheiten sich im Lauf der Jahre eingeschlichen haben. Sie haben sich über ihr Atmen und Gehen schlichtweg keinerlei Gedanken gemacht, denn es hat ja irgendwie funktioniert. Für viele gilt es dann während des Rolfing-Prozesses, neu zu lernen, wie Haltung und Bewegung ohne vermeidbare Muskelkraft und Spannung möglich sind. Es gilt, ungesunde Muster durch gesündere zu ersetzen.

Neben diesem Feintuning der Wahrnehmung des Körpers und seiner Bewegungen ist Rolfing eine durchaus handfeste Methode. Rolfer lösen mit ihren Händen und gelegentlich auch Ellenbogen Fehlspannungen, Verfilzungen und Verklebungen im Fasziennetzwerk auf. Dadurch können die Faszienschichten und damit auch Muskeln und Organe bei jeder Atmung und bei anderen Bewegungen des Körpers wieder besser aufeinander gleiten. Den einzelnen Körperregionen werden erneut der Raum und die Freiheit geschenkt, sich so zu bewegen, dass dies nicht zulasten anderer Regionen geschieht. Beschwerden, die ihre Ursache in einengenden Spannungen und Verfilzungen der Faszien haben, können sich »wie von selbst« auflösen. Bewegungen werden geschmeidiger und anmutiger. Die Atmung kann freier fließen. Gelenke werden entlastet. Der Körper fühlt sich leichter an und zugleich besser von den Füßen und Beinen getragen. Wer sich entspannt aufrichten und ökonomisch bewegen kann, muss kaum noch Energie in anstrengende Haltearbeit stecken und ermüdet folglich nicht mehr so schnell. Viele meiner Rolfing-Klienten berichten, dass sie sich auch psychisch stabiler fühlen und gelassener mit Problemen umgehen können.

Die langsam-schmelzenden Techniken beim Rolfing sorgen zudem für einen regenerierenden Flüssigkeitsaustausch im Gewebe. Die Faszien werden wieder besser »bewässert«. Diesen Schwamm-Effekt haben wir bereits im Kapitel über Faszien angesprochen. So beeinflusst Rolfing das biochemische Milieu in den Faszien und die Stoffwechselvorgänge. Das Gewebe wird wieder optimaler mit frischen Nährstoffen versorgt, Abfallprodukte zügiger abtransportiert. Studien legen nahe, dass diese Art der Faszienbehandlung zudem eine entzündungshemmende Wirkung hat und dass überschüssiges Kollagen im Gewebe abgebaut wird.

Das Rezept der zehn Sitzungen: Harmonisierung der Körperstruktur

Rolfing versteht sich als Prozess. Im Vordergrund stehen nicht einzelne Symptome, sondern vielmehr eine neue Ausrichtung des gesamten Körpers. Ida Rolf hat eine Serie von zehn Sitzungen mit jeweils eigenen Schwerpunkten entwickelt, die auch heute noch zur Anwendung kommt. Es ist ein systematisches Vorgehen, um den Körper in seiner Struktur im Kontext der Schwerkraft ins Gleichgewicht zu bringen. Bei jeder Sitzung haben Rolfer dieses Ziel vor Augen. »Bringen Sie Ihren Körper ins Lot« lautet der Grundsatz. Doch was bedeutet das konkret?

Damit Sie eine bessere Vorstellung davon bekommen, spielen Sie doch einmal Rolfer und nehmen Sie sich einen befreundeten oder verwandten Menschen als Anschauungsobjekt. Fordern Sie die- oder denjenigen auf, sich ganz entspannt hinzustellen – so entspannt, wie es möglich ist. Der Blick sollte nach vorn gerichtet sein. Nun betrachten Sie Ihren »Rolfing-Klienten« aus etwa zwei Metern Abstand von der Seite. Ziehen Sie eine imaginäre gerade Linie zwischen Ohr, Schulter, Hüfte, Knie und Knöchel. Das geht nicht? Es ist eher eine Zickzack- oder Wellenlinie? Dann haben Sie jetzt eindeutig herausgefunden, dass Ihr Anschauungsobjekt nicht »im Lot« ist, sondern mit der Schwerkraft zu kämpfen hat. Sie können ihm das spürbar verdeutlichen, indem Sie Ihre Hände auf seine Schultern legen und Druck gerade nach unten zum Boden geben. So verstärken Sie die Wirkung der Schwerkraft. Ihr »Rolfing-Klient« wird an der einen oder anderen Stelle »einknicken« – ein deutliches Zeichen dafür, dass der Körper nicht von der Schwerkraft unterstützt wird.

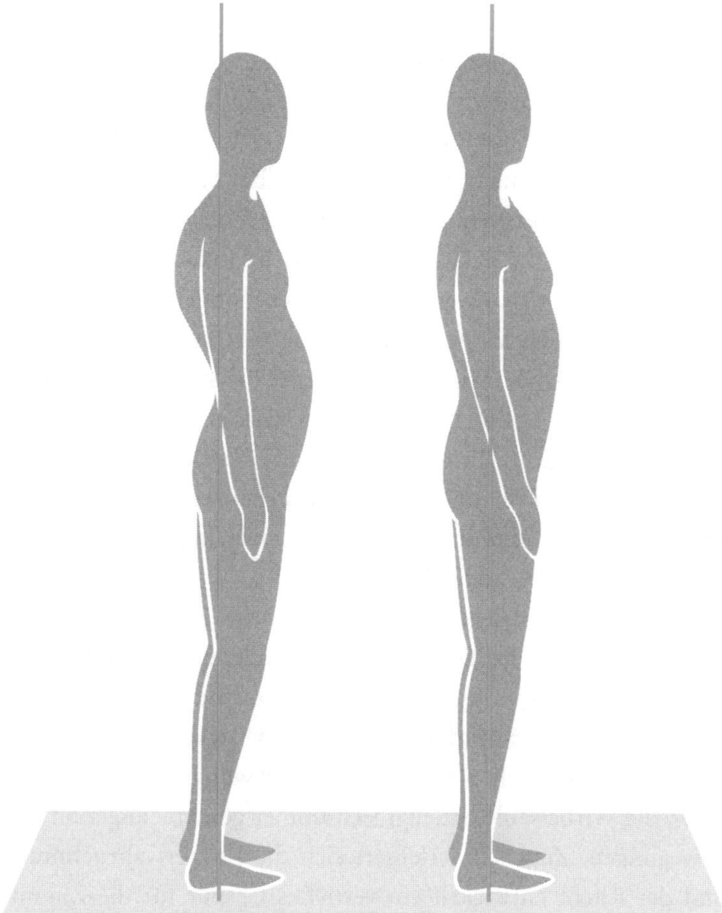

Das wird sich im Lauf einer Rolfing-Serie grundlegend ändern. Der Rolfer bearbeitet bestimmte Faszien, oberflächliche wie tieferliegende, um die Körpersegmente im dreidimensionalen Raum entlang eines inneren Lots stabil und ausgewogen auszurichten. Da wird der Brustkorb vom Schultergürtel und vom Becken differenziert. Da werden Füße und Beine so bearbeitet, dass sich der Kontakt zum Boden verbessert und das Becken das Gewicht des Oberkörpers balanciert abstützen kann. Da werden die tiefen

Strukturen im Bauchraum und im Brustkorb angesprochen, um Organe in ihrer Lage und Funktion zu beeinflussen. Von Sitzung zu Sitzung arbeitet der Rolfer an den Beziehungen der Körpersegmente zueinander, nicht nur der unmittelbar benachbarten. Ziele sind dabei auch die Symmetrie zwischen rechter und linker Körperhälfte sowie eine Balance zwischen den Horizontalen im Körper wie Mundboden, Zwerchfell und Beckenboden.

Es ist für mich als Rolferin auch nach Jahren immer wieder großartig zu erleben, wie sich der Körper der Klienten sukzessive an einer inneren Lotlinie entlang neu orientiert. Das ist die Veränderung der Struktur. Die Klienten nehmen diese neue Ausrichtung ihres Körpers als Leichtigkeit wahr und stellen nach der einen oder anderen Sitzung verwundert fest: »Ich muss ja gar nichts mehr tun, um aufrecht zu stehen!«

Funktionell vollzieht sich während dieses Prozesses ebenfalls ein spürbarer Wandel. Die Atmung wird freier und ihre Bewegung kann sich im Körper ausbreiten. Das aufrechte Sitzen fällt nicht mehr schwer. Die Koordination zwischen Becken und Schultergürtel verbessert sich. Das Gehen wird schwungvoller und elastischer, die Wirbelsäule beteiligt sich immer geschmeidiger an den Bewegungen. Zugleich verfeinert sich die Körperwahrnehmung und der Klient entwickelt ein vertieftes Gespür für die Zusammenhänge, die Orientierung und Ausrichtung seines Körpers. Dies ermöglicht es ihm, auch nach Abschluss der Rolfing-Serie unvorteilhafte Muster schnell zu identifizieren und zu einer gelösten, aufrechten Haltung zurückzufinden. So kann Rolfing nachhaltig wirken und die Klienten befähigen, sich selbst mit etwas Aufmerksamkeit immer wieder ins Lot zu bringen. Dabei helfen die Übungen, die Rolfer ihren Klienten bei jeder Sitzung mitgeben.

Eine Klientin (55 Jahre) fasst ihre Erfahrung mit Rolfing folgendermaßen zusammen: »Ich hatte mit einigen Symptomen des Älterwerdens zu kämpfen: Knieproblemen, Rückenbeschwerden und Nackenverspannungen. Dazu kam, dass ich ständig müde war. Im Jahr zuvor war meine Mutter gestorben, und ich hatte sie bis zu ihrem Tod versorgt. Es war an der Zeit, mir selbst etwas Gutes zu tun.

Nach der ersten Rolfing-Sitzung war ich überrascht, wie viel besser es mir schon ging. Ich atmete freier und merkte erst jetzt, dass ich mich zuvor in meinen Körper ›verkrochen‹ hatte. Das Wohlbefinden nahm von Sitzung zu Sitzung zu. Meine Füße hatten bessere Bodenhaftung, mein Gang fühlte sich runder an, die Knie waren schmerzfrei. Nach dem Abschluss der Reihe hatte sich mein gesamter Körper quasi aufgerichtet und meine Schmerzen im unteren Rücken verschwanden nachhaltig. Ein nicht zu unterschätzender Nebeneffekt ist, dass ich mich durch meine ›neue‹ Haltung selbstbewusster fühle und das auch ausstrahle.«

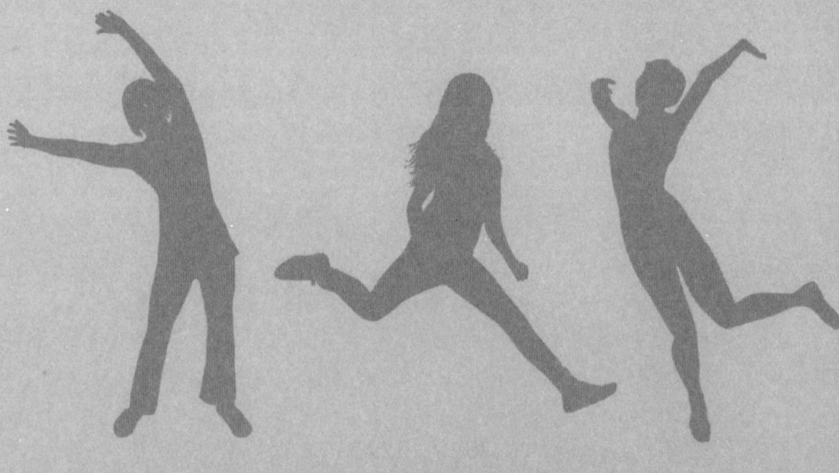

VIERTER TEIL

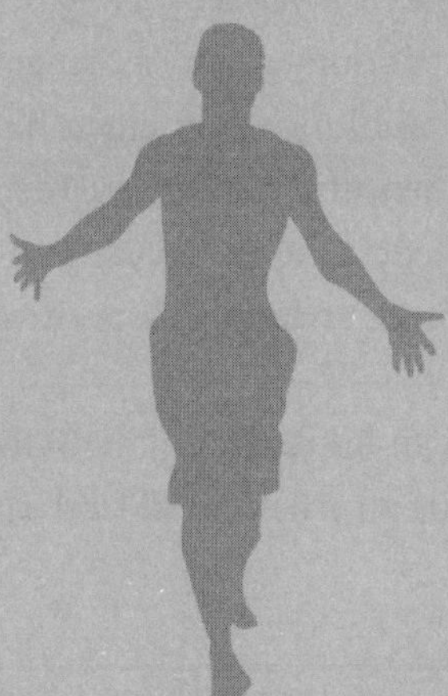

THEMEN UND ÜBUNGEN FÜR EINE GESUNDE KÖRPERHALTUNG UND GESCHMEIDIGE BEWEGUNGEN

Es gibt eine Reihe von Schlüsselthemen für eine gelöste, gesunde Körperhaltung und geschmeidige Bewegungen. Eine freie und fließende Atmung trägt entscheidend zu einer guten Körperausrichtung und zur Beweglichkeit bei. Ohne anpassungsfähige Fußgewölbe und ausgeglichene Beziehungen der Beinfaszien und -muskeln können wir Zweibeiner unseren Körper nicht optimal in der Schwerkraft ausbalancieren. Eine bewegliche Wirbelsäule auf einem gut ausgerichteten Becken ist Voraussetzung für eine ökonomische Fortbewegung. Feste und verspannte Schultern schmerzen nicht nur, sie behindern uns sowohl bei der Atmung als auch beim Gehen.

Im Folgenden möchte ich einige dieser Themen näher erläutern und Ihnen dazu eine Reihe von Übungen anbieten. Übungen ersetzen in vielen Fällen keinen Therapeuten – das sei vorweg betont. Wenn sich Fehlhaltungen und Verspannungen im Fasziengewebe verfestigt haben, dann werden Sie wohl nicht um einen Besuch bei Ihrem Therapeuten herumkommen, um Ihre Beschwerden dauerhaft loszuwerden. Dennoch kann jeder mit etwas Achtsamkeit und Training der Körperwahrnehmung erstaunliche positive Veränderungen erreichen.

Übungen wie die folgenden sind zudem hilfreich, um die Wirkung der therapeutischen Arbeit langfristig zu erhalten. Sie sind ein

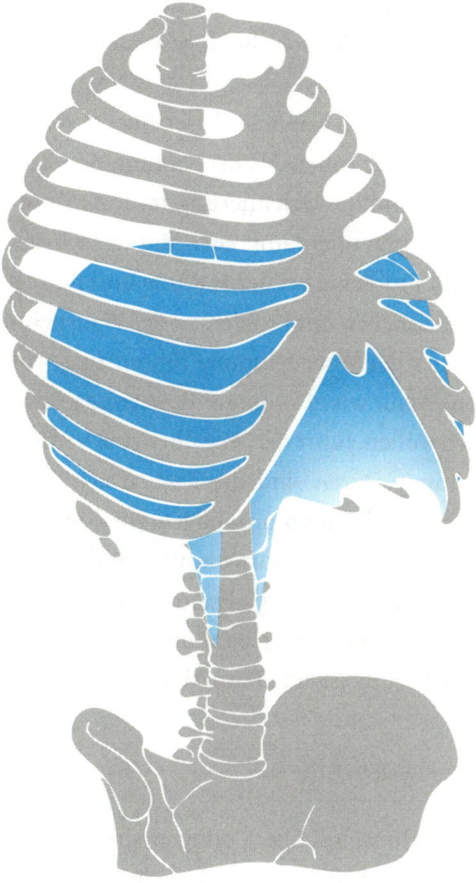

Ausschnitt aus dem Repertoire der »Hausaufgaben«, die ich meinen Klienten nach den einzelnen Rolfing-Sitzungen und für die Zeit nach der Behandlungsserie mitgebe. Ich beschränke mich hier auf Übungen, die auch ohne weitere Anleitung eines Therapeuten oder Trainers praktikabel sind und bei denen Sie wenig falsch machen können. Ein bisschen Geduld müssen Sie allerdings mitbringen. Denn Ihre Aufgabe besteht darin, sich Ihrer Gewohnheiten und Ihrer automatisierten Bewegungen bewusst zu werden und zu erkunden, wie Sie ungesunde Muster durch gesündere ersetzen können.

In den vorangegangenen Kapiteln dieses Buchs ist bereits deutlich geworden, wie eng die innere Wahrnehmung des eigenen Körpers (Propriozeption) und die Orientierung im Raum mit der Koordination von Bewegung und damit auch mit der Körperhaltung zusammenhängen. Probleme bei der Haltung und Bewegungskoordination haben meist auch mit Problemen der Wahrnehmung zu tun. Gewohnte Muster der Wahrnehmung führen zu gewohnten Bewegungsmustern. Wenn wir also unsere Bewegungsmuster verändern und verbessern wollen, führt der Weg über eine Verbesserung unserer Wahrnehmung. Daran sind die Faszien als Sinnesorgan entscheidend beteiligt. Mit ihren unzähligen sensorischen Rezeptoren sind sie zuständig für die Wahrnehmung und Weiterleitung von Informationen über Bewegung, Position und Lageveränderung, Körperausrichtung und Körperspannung. Auch eine Verbesserung unserer Wahrnehmung ist eine Form des Faszientrainings!

Es muss sich gut anfühlen!

Einige wichtige Hinweise: Die Übungen sind von anatomischen Erklärungen begleitet, die ich so einfach wie möglich gehalten habe. Eine gewisse Kenntnis der Anatomie ist hilfreich, denn sie erleichtert es, sich die Prozesse in unserem Körper vorzustellen.

Doch Anatomie allein wird Ihnen nicht helfen, Ihre gewohnten Muster gegen neue auszutauschen. Es muss sich gut anfühlen! Nur wenn Sie dem Neuen etwas Positives abgewinnen können, werden Sie es nicht wieder verlieren wollen. Ein gutes Gefühl und das Bedürfnis, es wieder zu erleben, können Sie immer aufs Neue motivieren. Wenn Sie das gute Gefühl nicht mehr hergeben wollen, dann stehen die Chancen gut, dass eine neue Haltung und ein neuer Bewegungsablauf bald lieb gewonnene neue Gewohnheiten werden.

Für alle Wahrnehmungsübungen gilt: Wenn Sie sich ungünstiger Haltungs- oder Bewegungsmuster bewusst werden, urteilen Sie nicht, sondern beobachten Sie lediglich. Wenn Sie eine beschriebene Wahrnehmung beim ersten Mal nicht nachvollziehen können, werden Sie nicht ungeduldig mit sich selbst. Experimentieren Sie ein wenig oder wechseln Sie zunächst zu einer anderen Übung.

Die Atmung befreien

Wir atmen jeden Tag mindestens 20 000 Mal. Abgesehen davon, dass wir ohne frischen Sauerstoff nur wenige Minuten überleben können, ist die Atmung neben dem Herzschlag die wichtigste Bewegung in unserem Körper. Wie wir atmen und vor allem, wie frei wir atmen, hat einen immensen Einfluss auch auf die Gesundheit unseres Fasziennetzwerks und auf unsere Körperstruktur. Unsere Atembewegung formt unseren Körper. Beim Rolfing ist die Befreiung der Atmung aus guten Gründen ein zentrales Thema und wird schon in der ersten Sitzung angesprochen.

Ein Exkurs in die Anatomie soll einige Zusammenhänge veranschaulichen. Der wichtigste Muskel bei der Atmung ist das Zwerchfell (Diaphragma). Diese kuppelförmige Struktur trennt Brustkorb und Bauchraum voneinander und ist rundherum am unteren inneren Rand der Rippen »angeheftet«, mit seinen sogenannten Schenkeln (Crura) auch direkt an der Wirbelsäule. Das Zwerchfell ist unter anderem verbunden mit der Pleura, einer zweilagigen Faszienhülle, die die Lungenflügel ummantelt und den Brustkorb von innen auskleidet. Beim Einatmen zieht sich das Zwerchfell zusammen, sein Zentrum bewegt sich nach unten. Der Zug an der Pleura zusammen mit einer Aufdehnung der Rippen erhöht den Unterdruck im Brustraum. Die Lunge kann sich entfalten und Luft kann einströmen. Die Wirbelsäule verlängert sich. Die Zwerchfellbewegung nach unten sorgt für Druck auf den Bauchraum, der sich dadurch nach außen wölbt. Die normale Ausatmung läuft dann weitgehend passiv ab. Das Zwerchfell entspannt sich nach oben. Die Rippen senken sich aufgrund der Schwerkraft, die inneren Zwischenrippenmuskeln helfen dabei etwas nach. Und die tief gelegene Bauchmuskulatur kann die Organe unterstützen, wieder in ihre Ausgangsposition zurückzukehren. Wie viele und welche Muskeln mit im Spiel sind, hängt vom jeweiligen Atemmuster und speziellen Atemtechniken ab, wie sie beispielsweise von Sängern, im Yoga oder bei der Meditation praktiziert werden.

Druckausgleich und Organbewegung

In jedem Fall hat die Atmung mehr als 20 000 Mal am Tag nicht nur eine äußerlich sichtbare Formveränderung unseres Körpers zur Folge. Auch im Inneren kommt es zu vielfältigen Verschiebungen und Verlagerungen. Das Zwerchfell bewegt mit jedem Atemzug die Lunge. Es bewegt auch das Herz, die Leber, den Magen und die Nieren. Und es massiert den Darm. Diese Bewegungen sind wichtig für ein gesundes Funktionieren der Organe.

Interessant für die Körperhaltung ist die Tatsache, dass im Bauchraum innerhalb des Bauchfells (Peritoneum) mit seinen Organen ein Überdruck im Verhältnis zum Brustraum herrscht. Der Brustkorb ruht über dem Zwerchfell auf diesem »Überdruckbehälter«. Peter Schwind, Experte für Faszienbehandlung und Autor mehrerer Lehrbücher, verwendet dafür das Bild eines Trampolins: Das Zwerchfell und die Organräume darunter bilden gemeinsam dieses Trampolin. Dessen Beziehung zum Brustraum bestimmt maßgeblich die Aufrichtung des ganzen Oberkörpers. Denn wenn beispielsweise ein Organ wie die Leber in seiner Bewegung eingeschränkt ist, kann der Überdruck im Bauchraum nur ungleich nach oben an den Brustraum weitergegeben werden. In der Folge kommt es zu Kompensationen im Brustraum, auch der Schultergürtel ist betroffen.[33]

Körperweite Konsequenzen

Haben Sie eine Vorstellung davon bekommen, welch vielfältige dynamische Prozesse mit der Atmung einhergehen? Die Atmung ist viel mehr als nur das Füllen der Lungen, das Heben und Senken des Zwerchfells und des Bauchs. Alles hängt zusammen. Eine unnatürliche Atmung und Einschränkungen der Atembewegung machen sich im ganzen Körper bemerkbar.

Die meisten Atemzüge machen wir unbewusst. Dabei ist unsere Atmung vom Kontext abhängig. Im Liegen ist sie anders als im Sitzen oder im Stehen. In Ruhe ist sie anders als bei körperlicher Aktivität. Die Atmung spiegelt, wie wir uns fühlen, was in unserem Inneren geschieht. Wenn wir an etwas Angenehmes denken oder vielleicht eine Herbstlandschaft im Sonnenlicht bestaunen, atmen wir tief durch. Wenn wir uns im Trubel der Stadt durch eine Menschenmenge zwängen, ist unsere Atmung flacher und möglicherweise unregelmäßig. So hat auch das Geschehen um uns herum direkte Auswirkungen darauf, wie frei wir atmen. Im Ruhezustand sollte unsere Atmung aber in jedem Fall mühelos geschehen. Beim Einatmen sollten wir uns nicht anstrengen müssen, um unsere Lungenflügel mit frischer Luft zu füllen. Beim Ausatmen sollten wir wirklich loslassen können.

Leider wird die Atmung bei den meisten von uns im Lauf der Zeit flacher. Das kann individuell ganz unterschiedliche Gründe haben. Schon das stundenlange Sitzen vor dem Computer führt zu einer Verkürzung der Vorderseite des Oberkörpers, ebenso die gebeugte Haltung über dem Smartphone. Stressbeladene Situationen schnüren uns den Brustkorb ein. Haben wir Sorgen oder Angst, ziehen wir uns körperlich zurück und schützen uns, indem wir die Schultern nach vorn nehmen, während das Brustbein nach innen zieht. Wir machen uns klein. Übermäßiges Training der äußeren Bauchmuskulatur (Stichwort »Sixpack«) verkürzt die Vorderseite des Oberkörpers. Die Angewohnheit vor allem vieler Frauen, in der Öffentlichkeit den Bauch einzuziehen, behindert die Atmung. Eine flache Atmung geht nicht immer mit einem engen Brustkorb einher. Es gibt auch Menschen, die in der Einatemstellung feststecken. Der Brustkorb wirkt dann ständig wie »aufgeplustert«. Und dann sind da noch die Menschen, die sich eine »Bauchatmung« angewöhnt haben. Auch sie tun sich gesundheitlich langfristig keinen Gefallen, wenn dieses Muster im Alltag überwiegt.

In all den genannten Fällen ist die Atembewegung eingeschränkt. Die Rippen verlieren über kurz oder lang ihre Fähigkeit, sich frei zu heben und zu senken. Dadurch kann sich der Brustkorb und mit ihm die Lunge bei der Einatmung nicht mehr in alle Richtungen ausdehnen. Die Wirbelsäule richtet sich während des Einatmens nicht mehr natürlich auf. Das Zwerchfell ist ebenfalls in seiner Bewegung eingeschränkt und kann wegen seiner Faszienverbindungen zum Beispiel Zug auf die Brustwirbelsäule ausüben. Mit einer eingeschränkten Atembewegung wird auch der Schultergürtel fester, und meist gesellen sich Nackenverspannungen hinzu. Enge im Brustkorb bedeutet nicht nur eine Einengung der Lunge, sondern auch des Herzens. Wussten Sie, dass das Zwerchfell über einen sehnigen Anteil auch direkt mit dem Herzbeutel verbunden ist?

Die Atmung und das autonome Nervensystem sind ebenfalls eng miteinander verknüpft. Das autonome Nervensystem mit seinen beiden antagonistischen Systemen, dem Sympathikus und dem Parasympathikus, steuert unsere weitgehend unbewussten Lebensprozesse wie die Atmung und die Verdauung. In bedrohlichen Situationen und bei Stress im Allgemeinen wird der Sympathikus überaktiv: Die Atmung wird flacher, die Herzfrequenz erhöht sich, der Blutdruck steigt, Stresshormone werden ausgeschüttet, wir sind hellwach und im wahrsten Sinn des Wortes gespannt – ein wichtiger Notmechanismus, ein Teil der uralten Kampf- und Fluchtreaktion. Der Parasympathikus, der für Entspannung, Verdauung und Regeneration verantwortlich ist, hat dann keine Chance, zum Zug zu kommen. Letzteres gilt in gewissem Maß auch dann, wenn sich unser Körperbau im Lauf der Jahre so verändert hat, dass eine tiefe und ruhige Atmung nicht mehr möglich ist. Wir können dann weder frei einatmen noch frei ausatmen.

Je länger der Zeitraum ist, in dem die natürliche Atembewegung eingeschränkt ist, desto mehr verfilzen auch die Faszien. Die zahlreichen Schichten, die unseren Brustkorb von außen nach innen durchziehen, verlieren ihre Gleitfähigkeit. Sie verkleben miteinander und fixieren so im Lauf der Zeit die Bewegungseinschränkung. Ein verfilztes Fasziennetz hält dann unseren Brustkorb und unsere Atmung gefangen. Klienten beschreiben diese Gefangenschaft häufig als das Gefühl, in einem »Panzer« eingesperrt zu sein. Wenn dieser Panzer sich wieder auflöst, ist die Erleichterung groß. Endlich kann ich wieder den Raum einnehmen, der mir gebührt! Endlich kann ich auch wieder loslassen und zur Ruhe kommen!

KANN SICH DIE ATMUNG ENTFALTEN?

Setzen Sie sich auf einen Stuhl. Ertasten Sie Ihr Brustbein und Ihre angrenzenden Schlüsselbeine und lassen Sie die Finger darauf ruhen. Richten Sie Wirbelsäule und Kopf auf. Atmen Sie ohne Anstrengung langsam und möglichst tief ein und aus. Spüren Sie, wie sich Brustbein und Schlüsselbeine gemeinsam mit den Rippen bei der Einatmung anheben und bei der Ausatmung senken? Vielleicht nehmen Sie auch wahr, dass sich Ihre Schulterblätter am Rücken mit der Einatmung ein wenig zueinander und mit der Ausatmung wieder voneinander weg bewegen. Spüren Sie, dass die Einatmung Sie jedes Mal aufs Neue aufrichtet? Denn die Einatmung richtet uns tatsächlich auf. So sollte es zumindest sein.

Legen Sie Ihre Hände nun seitlich auf Ihren Brustkorb und spüren Sie die Rippen. Können Sie sich auch zu den Seiten hin bei der Einatmung ausdehnen und Raum einnehmen? Spüren Sie dabei die Verlängerung Ihrer Wirbelsäule? Können Sie bei der Ausatmung wirklich loslassen und das Gewicht in Ihr Becken abgeben? So sollte es sein.

Wenn Sie möchten, arbeiten Sie mit einer Visualisierung. Zugegeben, das Bild ist mechanisch, aber es funktioniert: Stellen Sie sich den Brustkorb als einen Regenschirm vor, dessen Griff im Becken ruht und der entlang einer zentralen Achse nach oben ausgerichtet ist. Bei der Einatmung öffnet sich der Schirm und nimmt nach allen Seiten Raum ein, bei der Ausatmung schließt er sich zur zentralen Achse hin.

DIE ATMUNG IM SITZEN

Nehmen Sie Ihre übliche Körperhaltung beim Sitzen ein, zum Beispiel vor dem PC. Dabei werden Sie sich höchstwahrscheinlich leicht nach vorn beugen, in einer Art C-Kurve. Ihr Brustbein wird nach unten Richtung Nabel sinken, Schultern und Kopf folgen. Wenn Sie jetzt versuchen, tief zu atmen, dann wird das nicht so recht gelingen. Vielmehr ist Ihre Atmung eher angestrengt und flach. Ihre Lunge hat schlichtweg nicht genügend Raum zur Verfügung, um sich auszudehnen. Auch die Bauchorgane werden komprimiert. Schon deshalb sollten Sie sich bei längerem Sitzen ab und zu darauf konzentrieren, sich aufzurichten und Ihre Atmung zu befreien.

Erkunden Sie doch zusätzlich, wie Ihre Atmung reagiert, wenn Sie an ein unangenehmes beziehungsweise an ein angenehmes Erlebnis denken. Die Erinnerung an Unangenehmes dürfte eine flachere, schnellere Atmung zur Folge haben, die vor allem im oberen Brustkorb zu spüren ist. Es könnte sein, dass Sie sich zugleich etwas ducken und erstarren. Bei der Erinnerung an ein angenehmes Erlebnis ist es wahrscheinlich, dass Sie sich lebendiger, beweglicher und offener fühlen und eine entsprechende Körperhaltung einnehmen. Ihre Atmung wird ruhiger und tiefer, die Atembewegung größer.

DAS ECHO DER ATMUNG

Die Atembewegung sollte sich fließend und ohne Stocken durch den Körper fortsetzen. Leicht spüren lässt sich beispielsweise der Zusammenhang zwischen Zwerchfell und Beckenboden. Das Zwerchfell bewegt sich bei der Einatmung einige Zentimeter nach unten und übt Druck auf die Bauchorgane aus. Der Bauch wölbt sich leicht nach außen. Wenn Sie sitzen, nehmen Sie Ihr Becken als stabiles Fundament wahr. Am besten stellen Sie sich die Dreiecksfläche zwischen Ihren Sitzbeinen und dem Schambein vor und spüren diese als unterstützende Basis. Um diese Basis besser wahrzunehmen, können Sie zunächst Ihre Hände unter Ihre Sitzbeine legen, diese ertasten und leicht nach hinten und außen ziehen. Nehmen Sie die Hände wieder heraus. Nun atmen Sie tief und ruhig ein und achten ganz genau darauf, ob Sie dabei in Ihrem Becken ein leises »Echo« spüren. Bei der Ausatmung können Sie bemerken, dass der sanfte Druck auf den Beckenboden nachlässt. Forcieren Sie nichts, entdecken Sie vielmehr.

Wenn Sie schon mehr Gespür für Ihren Körper entwickelt haben, können Sie das Echo der Zwerchfellbewegung auch im Mundboden und in den Fußsohlen spüren. Vielleicht nehmen Sie sogar wahr, dass sich Ihr ganzer Körper mit der Einatmung ausdehnt, Sie größer und weiter werden, die Haut durchlässig ist.

IN ALLE RICHTUNGEN RAUM EINNEHMEN

Nehmen Sie sich hierzu am besten eine Pilatesrolle von mindestens 90 Zentimetern Länge. Setzen Sie sich auf ein Ende und legen Sie sich dann rücklings mit der gesamten Wirbelsäule und dem Kopf auf der Rolle ab. Die Rolle unterstützt Sie vom Kreuzbein bis zum Schädel. Stellen Sie die Beine angewinkelt auf den Boden und nehmen Sie die Arme entspannt zur Seite, mit den Handrücken zum Boden. Lassen Sie die Schwerkraft wirken, die Vorderseite des Brustkorbs öffnet sich wie von selbst. Es könnte sein, dass Sie sich schon jetzt zu einem spontanen tiefen Atemzug hinreißen lassen. Atmen Sie zunächst etwa zehn Mal bewusst in Ihre Flanken, langsam und ruhig. Spüren Sie bei der Einatmung jedes Mal die Ausdehnung zur Seite, bei der Ausatmung lassen Sie Ihre Wirbelsäule auf der Rolle zur Ruhe kommen, die Rippen können sich entspannen. Nun spüren Sie bei der Einatmung die Ausdehnung Ihres Oberkörpers in Richtung Decke und zugleich an Ihrem Rücken nach unten zur Rolle. Auch das wiederholen Sie einige Male. Ebenso können Sie der Länge nach mit der Atmung wachsen, versuchen Sie es.

Anschließend nehmen Sie einige tiefe Atemzüge und weiten sich bei der Einatmung in alle Richtungen. Übertreibe ich, wenn ich sage, dass Sie selten so viel Raum zum Atmen hatten? Die Rolle als Unterstützung erleichtert es Ihnen, bei der Ausatmung loszulassen und zu entspannen. Auch den Schultern tut diese Übung gut.

Die Füße als Basis für Stehen und Gehen

Unsere Füße sind mobile Fundamente, die uns ein Leben lang unterstützen, wenn wir stehen, gehen und laufen. Sie helfen uns, mit beiden Beinen fest im Leben zu stehen. Sie verhelfen uns zu Gleichgewicht, Standvermögen und Sprungkraft. Füße müssen enormen mechanischen Anforderungen standhalten. Sie müssen zugleich äußerst flexibel und stabil sein. Ihre Architektur ist darauf ausgelegt. Die Evolution hat ein Meisterwerk geschaffen, perfekt für uns Zweibeiner.

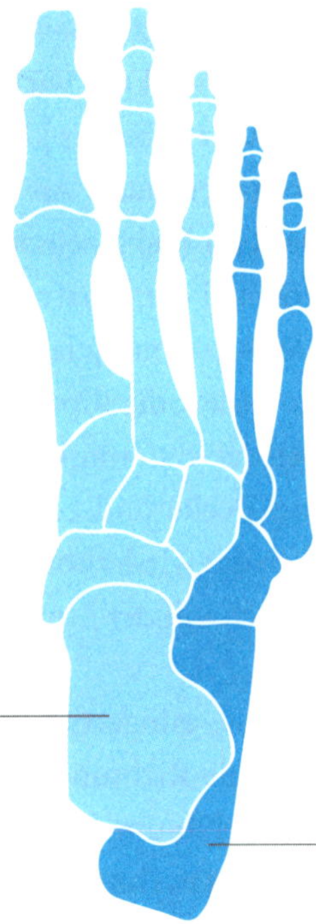

Der menschliche Fuß verfügt über 26 Knochen und gut 30 Gelenkverbindungen. Schon diese Zahlen verdeutlichen, dass es sich um eine ausgeklügelte Konstruktion handelt. Auffallend ist, dass die Knochen im hinteren Bereich des Fußes übereinander, im mittleren und vorderen Bereich nebeneinander angeordnet sind. Die »obere Etage« vom Sprungbein (dem Knochen namens Talus, der auf dem Fersenbein sitzt) bis zu den ersten drei Zehen bildet das knöcherne Gerüst für das innere Längsgewölbe. Die »untere Etage« vom Fersenbein (Calcaneus) bis zum vierten und fünften Zeh bildet das Gerüst für das äußere Längsgewölbe. Das dritte Gewölbe ist das Quergewölbe im Vorderfuß. Muskeln, die teils bis in den Unterschenkel reichen, sowie eine Vielzahl von Sehnen und Bändern verspannen die Knochen so, dass die Fußgewölbe wie

Federn agieren können. Sie gewährleisten eine gleichmäßige Verteilung des Körpergewichts bei der Landung und beim Stehen sowie ein dynamisches Abdrücken bei jedem Schritt. Mit der Landung können die Faszien des Fußes kinetische Energie speichern, die beim Abdrücken wieder genutzt wird.

Wenn die Füße gut strukturiert und die Sprunggelenke frei sind, kann die Bewegungsenergie auf ausgewogene Weise durch die Beine bis zur Wirbelsäule weitergeleitet werden. Die Füße sind nicht nur dazu da, unser Gewicht zu tragen und uns bei der Fortbewegung zu helfen. Sie helfen uns auch bei der Orientierung und Koordination unserer Bewegungen. In der Plantarfaszie an der Fußsohle, die etwa drei Millimeter dick ist, befinden sich unzählige Mechanorezeptoren (sensorische Zellen). Diese registrieren nicht nur Kieselsteine im Schuh, sie sind auch wichtig für unser Gleichgewicht. Sie geben Informationen über die Beschaffenheit des Bodens und unsere Position an Rückenmark und Gehirn weiter. So kann das Nervensystem Bewegungen effizient steuern (siehe »Was die Füße mit Balance und Gleichgewicht zu tun haben«).

Senk-, Spreiz- und Plattfüße, Arthrose, Plantarfasziitis und Fersensporn, Hallux valgus und Hammerzehen – fangen wir wieder mit den häufigen Diagnosen an. Um die Füße vieler Mitmenschen ist es nicht gut bestellt. Oft schenken wir den Füßen erst die gebührende Aufmerksamkeit, wenn sie bereits schweren Schaden genommen haben. Allzu oft zwängen wir sie in zu enge Schuhe, die ihnen nicht ausreichend Bewegungsfreiheit geben. Schon, indem wir überhaupt Schuhe tragen, nehmen wir unseren Füßen die Möglichkeit, sensorische Informationen zu sammeln und weiterzuleiten. Wir limitieren unsere propriozeptiven Fähigkeiten und vergrößern das Risiko für Fehlhaltungen und Verletzungen im ganzen Körper. Nur, wenn die Füße den Boden spüren können, unterstützen sie unsere Körperhaltung. Füße, denen die Freiheit genommen wird, reagieren zudem mit Verklebungen und Verfilzungen der Faszien. Es täte uns allen gut, so viel wie möglich barfuß zu gehen, und zwar auf abwechslungsreichem Untergrund. So trainieren wir unsere Fußmuskulatur, sorgen für die Entwicklung anpassungsfähiger Fußgewölbe und verbessern unsere Koordination.

Ein erheblicher Anteil meiner Rolfing-Klienten kommt mit Füßen, die nach Befreiung schreien. Den einen Füßen kann man das auf den ersten Blick ansehen, die anderen offenbaren ihre Einschränkungen bei der Behandlung. Auch Ärzte sehen in einer Fehlstellung oder Fehlfunktion der Füße immer öfter eine mögliche Ursache für Rückenschmerzen. Häufig werden dann allerdings Einlagen verschrieben, anstatt die Ursachen anzugehen. Zudem beschränken sich die Folgen von Einschränkungen in den Füßen nicht auf die Knie oder den Rücken. Wenn die Füße keine sichere Landung zulassen, ist jeder Teil des Körpers von dieser Unsicherheit betroffen. Der Bewegungsfluss von den Füßen nach oben kommt ins Stocken und nimmt Wege, die ungesunde Kompensationsmuster zur Folge haben. Wer seine Füße nicht als verlässliche Unterstützung spürt, sucht seinen Halt anderswo im Körper. Er hält sich beispielsweise in den Schultern fest oder auch in den Kiefergelenken, spannt den Bauch, das Zwerchfell oder den Beckenboden an.

Ida Rolf schrieb 1977 in ihrem Standardwerk *Rolfing: Strukturelle Integration:* »Körperliche Ausgewogenheit beginnt in den Füßen, da die grundlegende Aufgabe der Füße und Sprunggelenke darin besteht, eine zuverlässige Basis zu schaffen, damit der Oberkörper in einem ausgewogenen Verhältnis zur Horizontalebene der Erdoberfläche stehen kann. Gesunde Füße und Sprunggelenke müssen einen Mechanismus für kontinuierliche Gleichgewichtsveränderungen und Anpassungen der darüber befindlichen Körperpartien bieten. Nur indem man ›von Grund auf‹ für harmonische Verhältnisse sorgt, lassen sich Probleme in den oberen Körperpartien ›unterbauen‹. (…) Es ist nämlich buchstäblich so, dass Probleme im Oberkörper verschwinden, sobald die Füße einen adäquaten ›Unterbau‹ liefern.«[34]

Neben der Atmung sind die Füße beim Rolfing deshalb ein Schlüsselthema. Die Behandlung der Faszienstrukturen in Füßen und Beinen hat bemerkenswerte, unmittelbare Auswirkungen auf Körperhaltung und Bewegung. Klienten beschreiben häufig, dass die Füße und Beine sich leichter und durchlässiger anfühlen und ihren Körper besser unterstützen. Der Rolfer sieht beispielsweise zusätzlich, dass sich die Ausrichtung des Beckens verbessert hat, dass der Oberkörper sich zunehmend über dem Becken aufrichtet und die Schultern loslassen können. Die Füße können den Boden besser spüren, sie verhalten sich beim Gehen dynamischer und elastischer. Der Gang ist schwungvoller, die Bewegung setzt sich fließender nach oben fort. Auch wenn Übungen zu Hause keine so tiefgreifende Wirkung haben können, sie lohnen sich dennoch. Überzeugen Sie sich selbst.

WIE STEHE ICH?

Stellen Sie sich barfuß auf einen nicht allzu weichen Untergrund, die Füße so weit auseinander wie Ihre Hüftgelenke. Schließen Sie die Augen und nehmen Sie wahr, wie sich Ihr Gewicht an den Fußsohlen verteilt. Vielleicht spüren Sie vor allem die Ballen, vielleicht die Fersen, vielleicht die Innen- oder die Außenseite. Möglicherweise fühlen sich rechter und linker Fuß unterschiedlich an und es gibt ein »stärkeres« Bein, das mehr Gewicht übernimmt als das andere. Das alles sind Zeichen für ein Ungleichgewicht im Körper. Sie erinnern sich: Optimal ist es, wenn die Füße das Gewicht gleichmäßig verteilen können.

Um zu verdeutlichen, welche Auswirkungen die Füße beim Stehen im gesamten Körper haben, spielen Sie mit verschiedenen Varianten. Lassen Sie die Füße zu Innenseite absacken und spüren Sie, was sich in Ihrem Körper tut, zum Beispiel in Ihrem Becken und Bauch. Verlagern Sie das Gewicht auf die Außenkanten Ihrer Füße. Auch hier werden Sie spüren, dass Ihnen Stabilität abhandenkommt. Wenn Sie Ihr Gewicht auf die Fersen verlagern, werden Sie bemerken, dass sich Muskeln auf der Vorderseite Ihres Körpers anspannen. Umgekehrt verhält es sich, wenn Sie Ihr Gewicht bewusst auf die Zehenregion verlagern. Zum Abschluss versuchen Sie, Ihr Gewicht gleichmäßig an die Füße abzugeben. Das dürfte Ihnen jetzt schon etwas besser gelingen.

DIE FÜSSE BEIM GEHEN ERKUNDEN

Gehen Sie ein paar Schritte, ohne nach unten zu blicken. Achten Sie darauf, wie Ihre Füße landen. Kommen die Fersen beim ersten Kontakt mit dem Boden mittig oder eher seitlich auf, an der Innen- oder Außenseite? Haben Sie das Gefühl, dass Ihr Fuß »vertrauensvoll« landet oder bemerken Sie eher ein unsicheres Wackeln, wenn Sie das Körpergewicht auf den Vorderfuß verlagern? Wenn Sie über den Großzeh abrollen, tun Sie das dynamisch? Sind die anderen Zehen beim Gehen aktiv beteiligt oder verhalten sie sich passiv? Möglicherweise stellen Sie Unterschiede zwischen linkem und rechtem Fuß fest. Nun achten Sie darauf, was Sie hören. Wie laut oder leise landen Sie? Gibt es auch hier einen Unterschied zwischen links und rechts?

Stellen Sie sich beim Gehen einen Untergrund vor, der unangenehm ist – heiß oder kalt oder mit spitzen Steinen. Sie werden beim Gehen den Kontakt zum Boden vermeiden wollen und Ihr Gewicht so wenig wie möglich abgeben. Die Füße sind eher unbeweglich und die Zehen verkrampft. Merken Sie, wie steif Sie sich nun insgesamt bewegen und wie Sie Ihre Schultern anspannen? Ihr Oberkörper samt Ihrer Wirbelsäule fühlt sich wie ein fester Klotz an. Ihre Atmung wird flacher, von Entspannung beim Ausatmen kann keine Rede sein.

Stellen Sie sich nun vor, Sie gingen auf einer Wiese mit weichem, frischem Gras, und spüren Sie den Unterschied! Indem Sie den Fokus bei der Wahrnehmung verändern, wird sich auch das Gehen merklich wandeln. Achten Sie weniger darauf, wie Ihre Füße den Boden berühren und landen. Stellen Sie sich stattdessen vor, dass der Boden Ihren Füßen entgegenkommt und sie willkommen heißt.

DIE FUSSSOHLEN AUFWECKEN

Es ist wahrscheinlich, dass Sie bei mindestens einer der vorangegangenen Spürübungen ein Ungleichgewicht festgestellt haben. Lassen Sie uns herausfinden, was Sie daran in wenigen Minuten ändern können.

Sie brauchen einen Ball etwa in der Größe eines Golfballs, am besten einen Gummiball, der aber nicht allzu hart sein sollte. Ein Übungs-Golfball ist auch geeignet. Tennisbälle sind zu groß, mit ihnen lässt sich nur unspezifisch arbeiten.

Die Beine stehen parallel. Nehmen Sie zunächst wahr, wie Sie stehen (siehe »Wie stehe ich?«). Nun platzieren Sie den Ball unter dem inneren Längsgewölbe des rechten Fußes. Geben Sie Gewicht auf den Ball ab und atmen Sie einmal langsam durch. »Schaukeln« Sie vom rechten auf das linke Bein und wieder zurück, atmen Sie einmal durch. Machen Sie das fünf Mal.

Suchen Sie sich danach eine andere Stelle für den Ball, zum Beispiel das Quergewölbe. Bearbeiten Sie verschiedene andere Stellen auf die gleiche Weise. Vergessen Sie die Ferse nicht.

Zum Abschluss können Sie den Ball von jedem Zeh aus zur Ferse rollen und dabei möglichst gleichmäßig Druck ausüben. Nehmen Sie dann den Ball heraus und stellen Sie sich hin, um nachzuspüren. Sie werden auf dem behandelten Fuß anders stehen und besseren Kontakt zum Boden haben. Möglicherweise fühlt sich das ganze Bein leichter und durchlässiger an. Es kann aber auch sein, dass Sie das Empfinden haben, Sie stünden schwerer und Ihr Fuß sinke in den Untergrund ein. In jedem Fall wird die Veränderung angenehm sein, Sie haben sich etwas Gutes getan. Behandeln Sie also gleich Ihren zweiten Fuß.

FÜSSE SPÜREN IM ALLTAG

Oft kommen uns im Alltag unsere Füße »abhanden«. Das liegt meist – wie bereits erwähnt – an den Schuhen. Mit flachen und flexiblen Sohlen und ausreichend Platz für die Zehen hindert Sie allerdings nichts daran, beim Gehen bewusst die Füße zu spüren. Nehmen Sie wahr, wie Sie gehen. Versuchen Sie, mittig auf der Ferse zu landen und sich mit dem großen Zeh dynamisch abzurollen. Am besten sollten sich alle Zehen aktiv am Gehen beteiligen.

Aber auch, wenn Sie in Ihrer Wohnung barfuß oder in Socken unterwegs sind, hilft es, sich die Füße und den Kontakt zum Boden immer wieder zu vergegenwärtigen. Versuchen Sie es. Wenn Sie Zähne putzen, wenn Sie kochen und sich über einen Topf beugen, wenn Sie sich vorwärts oder seitwärts bücken – spüren Sie gelegentlich Ihre Füße und Zehen, die guten Kontakt zum Boden haben. Sie werden sehen, es macht einen Unterschied. Ihre Bewegungen sind fließender und Sie bewahren sich leichter Länge im Körper.

Auch im Sitzen hilft es, den Bodenkontakt mit den Füßen bewusst zu spüren. Die Aufrichtung fällt leichter. Aber nicht nur das.

Sollten Sie demnächst einmal ein schwieriges Gespräch mit Ihrem Chef haben, setzen Sie sich aufrecht hin und spüren Sie Ihre Füße. Das gibt Ihnen mehr Sicherheit.

Das Becken als Basis für gesundes Sitzen

Wenn Sie am Morgen voller Tatendrang und noch guter Laune in der Arbeit vor Ihrem PC Platz nehmen oder im Restaurant auf Ihr Lieblingsgericht warten, das in Kürze serviert wird, dann werden Sie sehr wahrscheinlich aufrecht sitzen. Sie werden tief atmen, sind bereit und offen für das, was kommt. Ihnen ist dann einfach nicht nach gebeugter Haltung zumute. Leider aber sieht der Alltag meist anders aus.

Wir sitzen viel zu viel, und meist nicht in aufrechter Haltung. Wirklich gesundes Sitzen gibt es ohnehin nicht, zumindest auf Stühlen. Unsere Körper sind nicht zum Sitzen geschaffen, sondern für Bewegung. Doch am stundenlangen Sitzen führt heutzutage meist kein Weg vorbei. Schon im Alter von sechs Jahren müssen wir in der Schule still sitzen, und immer mehr Berufe erzwingen

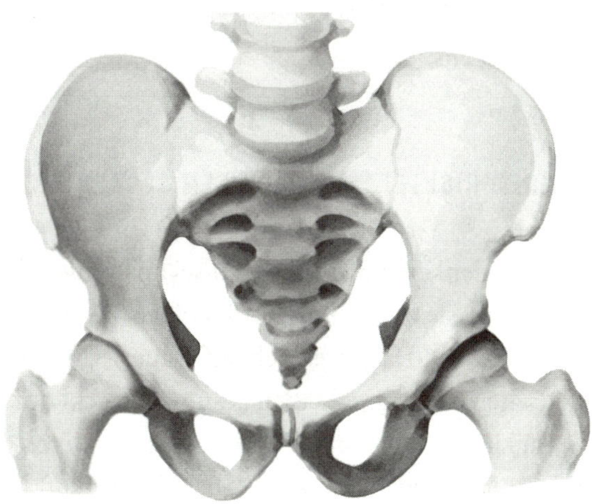

den ganzen Tag über ein konzentriertes Arbeiten vor dem Computermonitor. Wenn wir aus der Arbeit kommen, setzen wir uns ins Auto, in die U-Bahn oder den Bus, anschließend sitzen wir zu Hause auf dem Sofa.

Eine der Folgen des vielen Sitzens sind Verspannungen in Schultern und Nacken. Auch die Wirbelsäule fühlt sich auf Dauer beim üblichen gekrümmten Sitzen nicht wohl, die Bandscheiben geraten unter Druck, die Brustwirbelsäule verformt sich zum Rundrücken. Für die Organe wird es unangenehm eng. Die Lunge kann sich nicht frei ausdehnen, das Herz nicht genügend bewegen, und im Bauchraum macht sich die Enge häufig durch Verdauungsprobleme bemerkbar. Nicht zuletzt sinkt unsere Laune und unser Organismus produziert in einer eingesunkenen Haltung sogar mehr Stresshormone (siehe »Von Posen und Hormonen«).

So, nun aber genug. Wie können wir zumindest gesünder sitzen und die negativen gesundheitlichen Folgen in Grenzen halten? Die Beckenstellung ist ein Schlüssel dazu. Das Becken ist die Basis beim Sitzen, wie es die Füße beim Stehen und Gehen sind. Um eine verlässliche Basis für die Wirbelsäule und den ganzen Oberkörper sowie den Kopf zu sein, muss das Becken auch als solche vom Körper wahrgenommen werden. Das ist abhängig von der Kippung des Beckens.

DER BRUSTKORB RICHTET SICH NACH DEM BECKEN

Viele Menschen denken, aufrecht sitzen sei anstrengend. »Sitz gerade« bedeutet für sie »Schultern zurück, Brustkorb raus!« – und zwar mit Muskelkraft. Das ist jedoch auf Dauer sehr anstrengend. Andere Menschen denken, sie säßen gesund aufrecht auf dem Bürostuhl, wenn sie den Sitzkontakt nur auf den hinteren Teil ihres Beckens beschränken, während der vordere in der Luft hängt. Das ist allerdings keine stabile Sitzposition, auch wenn sie viel Bewegungsspielraum im Becken lässt.

Besser ist es, wenn Sie richtig »satt« auf dem Stuhl Platz nehmen und das Becken dabei leicht nach vorn kippen. Benutzen Sie zunächst einen ungepolsterten Stuhl mit gerader Sitzfläche, damit Sie den Unterschied besser wahrnehmen können. Die Beine sollten Sie so aufstellen können, dass die Knie etwas tiefer als das Becken positioniert sind. Wenn Sie Ihre Sitzbeine noch nicht spüren, legen Sie für einige Sekunden Ihre Hände darunter. Stellen Sie sich ein Dreieck zwischen den beiden Sitzbeinen und dem Schambein vor. Nun kippen Sie das Becken so, dass Ihr Gewicht nicht direkt auf den Sitzbeinen, sondern etwas davor ruht, und das Schambein Richtung Sitzfläche sinkt. Der Beckenboden ist entspannt. Kippen Sie einige Male zurück und wieder vor, bis Sie eine bequeme Position auf Ihrem Dreieck gefunden haben. Was geschieht mit Ihrem Oberkörper, was mit der Wirbelsäule, während Sie das Becken nach vorn kippen? Merken Sie, dass sich der Brustkorb wie von selbst öffnet, Ihnen das Atmen leichter fällt und auch die Bauchorgane mehr Platz haben? Die Wirbelsäule richtet sich auf, die Schulterblätter können mühelos nach hinten gleiten. Der Kopf, der bei gebeugter Haltung nach vorn und unten gezogen hat, hebt sich.

Können Sie wahrnehmen, dass die mühelose Aufrichtung mit einer verlässlichen Basis zusammenhängt?

Das Dreieck zwischen Sitzbeinen und Schambein sollten Sie sich immer wieder zwischendurch beim Sitzen vergegenwärtigen und es wiederfinden. Verlassen Sie sich nicht auf den teuersten Bürostuhl, um gesund zu sitzen! Nur wenn das Becken gut aufgerichtet ist, finden auch Wirbelsäule und Brustkorb ihre ideale Position.

Wenn Sie sich zusätzlich beim Sitzen gelegentlich rekeln und dehnen, freuen sich Ihre Faszien. Stehen Sie ab und zu auf, hüpfen federnd und lassen Sie sich in die Vorwärtsbeuge fallen, wo Sie ebenfalls ein paarmal wippen (siehe »Training für die Faszien«).

SITZEN IM AUTO

Ein Tipp für die Autofahrt: Schieben Sie Ihr Gesäß, genauer Ihre Sitzbeine, so weit wie möglich in den Spalt zwischen Sitzpolster und Lehne. Wenn das noch nicht zur Aufrichtung der Wirbelsäule reicht, klemmen Sie sich ein kleines Kissen zwischen Lendenwirbelsäule und Lehne oder etwas höher, je nachdem, wie es sich besser für Sie anfühlt.

Bewegen Sie Ihr Becken immer wieder während der Fahrt und beziehen Sie dabei die Wirbelsäule mit ein. Am besten gelingt das meiner Erfahrung nach übrigens mit Musik. Vermeiden Sie es, das Lenkrad von oben zu greifen und dadurch Ihre Schultern nach vorn zu ziehen.

UNTERSTÜTZUNG DURCH DIE ATMUNG

Spüren Sie Ihre Sitzbeine, die nach hinten und außen zeigen. Stellen Sie sich vor, dass Sie über das linke Sitzbein einatmen, den Atem diagonal zur rechten Schulter durch den Körper ziehen und dort ausatmen. Dann atmen Sie über das rechte Sitzbein ein, ziehen den Atem zur linken Schulter und atmen wieder aus. Zur Erinnerung: Eine gute Haltung ist nicht anstrengend.

Nehmen Sie genau wahr, wie sich Ihr Körper bei dieser Atemübung im Sitzen anfühlt – das ist wichtiger als anatomisches Wissen. Wenn es sich für Sie angenehm anfühlt, nutzen Sie gelegentlich im Alltag diese Visualisierung, um sich beim Sitzen mühelos aufzurichten.

Ich möchte Sie einladen, die direkte Wechselwirkung zwischen unserer Körperhaltung und unserer Stimmung nochmals wahrzunehmen. Denken Sie an eine schmerzhafte Erfahrung oder ein Ereignis, das Ihre Laune in den Keller befördert hat. Setzen Sie sich so auf den Stuhl, wie es dieser Stimmung entspricht. Sie lassen sicher nicht nur die Mundwinkel hängen, Ihr ganzer Oberkörper sackt zusammen. Sie »lümmeln«.

Kippen Sie nun Ihr Becken über Ihre Dreiecksbasis und richten Sie sich mit der Einatmung auf. Lassen Sie den Bauch locker und atmen Sie einige Male bewusst langsam. Versuchen Sie, sich immer noch so elend zu fühlen oder schlechter Laune zu sein wie in der lümmelnden Haltung. Auch wenn Sie sich alle Mühe geben, Sie werden dabei wenig Erfolg haben. Ihre Stimmung wird sich aufhellen.

Die Wirbelsäule beim Stehen und Gehen

Möglicherweise plagen Sie Rückenschmerzen und deshalb haben Sie nach kurzem Blick auf das Inhaltsverzeichnis direkt auf diese Seite geblättert. Wenn Sie dieses Buch allerdings komplett gelesen haben, wird es Sie nicht verwundern, dass ich Ihnen empfehle, sich innerhalb dieses Kapitels zunächst mit Ihren Füßen, Ihrem Gehen und Sitzen sowie Ihrer Atmung zu beschäftigen. Die Einatmung hilft, unsere Wirbelsäule aufzurichten, die Füße als mobiles und stabiles Fundament sind ebenso entscheidend dafür. Beim Gehen setzt sich die Bewegung im Idealfall von den Füßen bis zur Halswirbelsäule fort.

Auch beim Sitzen können wir einiges für unsere Rückengesundheit tun. Schon mit den dazu beschriebenen Übungen werden Sie einen wohltuenden Effekt im Rücken erzielen. Die komplexen Zusammenhänge im Körper und unsere Faszien machen das möglich.

Für Beschwerden im Rücken ist selten die Wirbelsäule verantwortlich, in den wenigsten Fällen sind es die Bandscheiben (siehe »Teilfreispruch für die Bandscheiben«). Die Wirbelsäule ist ohnehin keine Säule, sondern eher eine Wirbelkette, die in ein Netzwerk aus Faszien und Muskeln eingebettet ist. Ausrichtung und Beweglichkeit der Wirbelsäule hängen von den herrschenden Druck- und Spannungskräften ab. Unter anderem haben die Gegebenheiten im Bauchraum mit seinen Organen großen Einfluss. Von diesem Blickwinkel aus betrachtet ist es für einen Therapeuten zwingend, in der Behandlungsstrategie körperweite Zusammenhänge zu berücksichtigen. Ein fixierter Wirbelkörper beispielsweise wird sich nicht dauerhaft durch einen chiropraktischen Eingriff lösen lassen, wenn die Fehlspannungen insgesamt nicht behandelt werden.

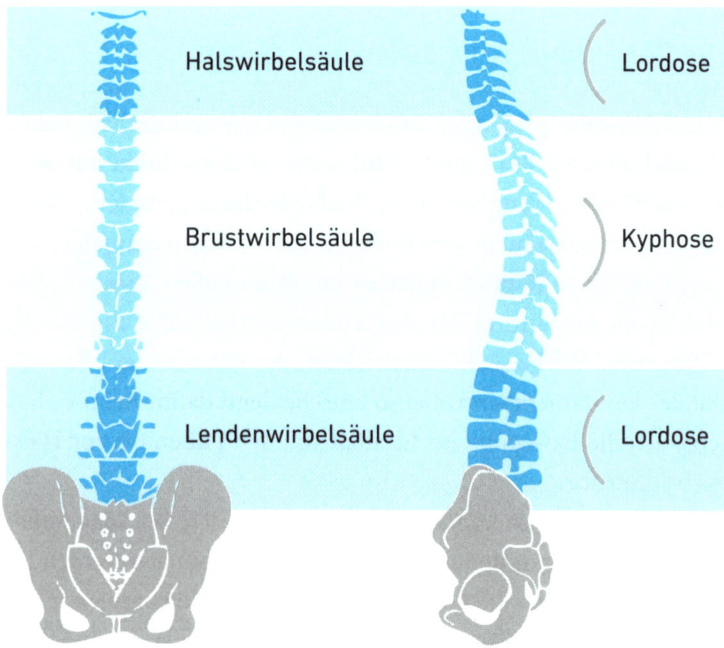

Gesunde Kurven

Mit den typischen Kurven oder Krümmungen der Wirbelsäule werden wir nicht geboren. Sie bilden sich in den ersten Lebensjahren und verändern sich später fortlaufend, abhängig unter anderem von unseren Bewegungsgewohnheiten. Das eine oder andere Grad mehr oder weniger Krümmung ist dabei für die Gesundheit der Wirbelsäule nicht von Bedeutung. Weitaus wichtiger sind harmonische Übergänge der Kurven. Die Halswirbelsäule mit ihren sieben Wirbeln krümmt sich nach vorn (Lordose), die Brustwirbelsäule mit ihren zwölf Wirbeln bildet eine gegenläufige Krümmung nach hinten (Kyphose), die Lendenwirbelsäule mit ihren fünf Wirbeln wiederum eine Lordose und das Kreuzbein zusammen mit dem Steißbein wiederum eine Kyphose.

Wenn die Kurven ausgewogen sind, sanft ineinander übergehen und die Übergänge keine scharfen Knicke aufweisen, können Belastungen bestmöglich verteilt und elastisch abgefedert werden. Die Bandscheiben können ihre Pufferfunktion optimal erfüllen. Viele meiner Klienten beklagen sich über ihr angebliches »Hohlkreuz«. In den meisten Fällen bildet die Lendenwirbelsäule aber lediglich eine gesunde Lordose.

DIE WIRBELSÄULE ÜBER DEM BECKEN AUFRICHTEN

Bereits beim Thema »gesundes Sitzen« haben Sie erfahren, dass Becken und Wirbelsäule bei der Aufrichtung zusammenspielen. Das liegt daran, dass das Kreuzbein (Os sacrum) als unterer Abschnitt der Wirbelsäule wie ein Keil zwischen den beiden Darmbeinen (Os ilium) liegt, verbunden durch die Iliosakralgelenke und eine Reihe starker Faszienstrukturen. Das Kreuzbein fungiert somit sowohl als Teil der Wirbelsäule als auch des Beckens, wobei der Bewegungsspielraum im Iliosakralgelenk gering ist. Wenn wir also unser Becken nach vorn oder hinten kippen, folgt die Wirbelsäule automatisch nach.

Wiederholen Sie an dieser Stelle die Übung zum Sitzen (siehe Seite 152).

Im Stehen können Sie die Aufrichtung Ihrer Wirbelsäule ebenfalls über eine Feinsteuerung des Beckens beeinflussen. Sie erinnern sich: Der Körper ist dann optimal aufgerichtet, wenn – von der Seite betrachtet – eine Lotlinie durch Sprunggelenk, Knie-, Hüft- und Schultergelenk sowie durch das Ohr verläuft.

Bei vielen Menschen ist das Becken heutzutage zu sehr nach hinten unten gekippt, unter anderem ist das eine Folge des Sitzens mit einer C-Kurve in der Wirbelsäule. Zugleich gehört zu diesem Haltungsmuster häufig eine Verschiebung des Beckens nach vorn, während der Oberkörper sich nach hinten lehnt und der Kopf im Gegenzug nach vorn ausgleicht. Dadurch hat das Gewicht des Oberkörpers und des Kopfes zu wenig Unterstützung von unten.

Spielen Sie ein wenig mit der Stellung Ihres Beckens im Stehen. Versuchen Sie, eine Position zu finden, die die größte Länge im Körper mit sich bringt. Im oben genannten Fall wird es Ihnen helfen, das Becken leicht nach vorn und unten zu kippen (in Richtung »Hohlkreuz«) und es dann insgesamt etwas nach hinten zu schieben. Sie können mehr Offenheit im Bereich um das Brustbein spüren und größer werden. Wohlgemerkt sollte die Aufrichtung mit so wenig Muskelkraft wie möglich und vielmehr durch eine Feinjustierung von Beckenkippung und Position geschehen. Es kann allerdings sein, dass Ihnen diese Feinjustierung schwerfällt, wenn sich das Becken beispielsweise aufgrund von Faszienverfilzungen nicht differenziert bewegen lässt.

BALANCIEREN ZWISCHEN HIMMEL UND ERDE

Stellen Sie sich auf den Boden, die Füße sind unter den Hüftgelenken positioniert. Die Arme hängen entspannt an Ihren Körperseiten. Versuchen Sie, sich wie oben beschrieben mühelos aufzurichten. Zusätzlich stellen Sie sich nun vor, Sie stünden auf einer runden Holzscheibe, von deren Mitte eine Stange bis zum Mittelpunkt der Erde reicht. Auf dieser Scheibe balancieren Sie. Stellen Sie sich eine Linie vom Mittelpunkt der Erde durch Ihre Füße, durch Ihren ganzen Körper nach oben vor, die sich dann weiter unendlich gen Himmel verlängert. Nehmen Sie wahr, wie dieses Bild Ihnen helfen kann, Ihren Körper immer besser im Schwerefeld auszubalancieren.

DIE WASSERFONTÄNE

Stellen Sie sich eine Wasserfontäne vor, vielleicht inmitten eines Springbrunnens in Ihrem Lieblingspark. Es ist warm, die Sonne scheint und das frische Wasser ist eine willkommene Erfrischung. Sie sind nun diese Wasserfontäne. Vom Boden, von Ihren Füßen durch Ihre Beine, Ihr Becken und Ihren Oberkörper sprudelt das Wasser mittig nach oben, fließt durch Ihre Schultern nach außen und durch die Arme und Hände wieder zu Boden. Ihr Kopf tanzt dabei schwerelos wie ein Luftballon auf der Fontäne.

Spiralbewegung beim Gehen

Dass das Becken und die Arme beim Gehen mitschwingen, ist für die meisten Menschen noch wahrnehmbar. Viele spüren aber kaum noch, wie sich die Bewegung durch ihre Wirbelsäule fortsetzt, und oft tut sie das auch nicht mehr. Wenn Sie jemanden mit einem anmutigen Gang beobachten, sehen Sie eine geschmeidige

Wirbelsäule, die beim Gehen wie eine Spirale um die eigene Achse rotieren kann. Das ist wichtig. Schließlich muss die Bewegung, die von Füßen und Beinen erzeugt wird, sukzessive und sanft aufgefangen werden, bevor sie den Kopf erreicht. Denn der Körper will dafür sorgen, dass die Augen, die für die Wahrnehmung so wichtig sind, auf gleicher Höhe bleiben und das Gehirn so wenig Erschütterung wie möglich abbekommt. Um ein Gespür für diese Spiralbewegung der Wirbelsäule zu bekommen, geben Sie sich für folgende Übung mindestens zehn Minuten Zeit.

IM LIEGEN GEHEN

Zunächst sollten Sie einige Schritte tun und einfach wahrnehmen, wie sich das Gehen anfühlt. Legen Sie sich dann auf den Rücken, auf einen Teppich oder eine Decke. Winkeln Sie die Beine an und setzen Sie die Füße hüftbreit und nicht allzu weit vom Gesäß entfernt auf den Boden. Die Arme liegen zunächst seitlich am Körper, die Handflächen zeigen nach oben.

Beginnen Sie mit dem rechten Bein. Drücken Sie mit diesem langsam in den Boden, als würden Sie darin einsinken wollen. Sie können zusätzlich das Schienbein leicht in Richtung Fußspitze schieben. Nun nehmen wir die Atmung hinzu. Mit der Einatmung drücken Sie den rechten Fuß in den Boden, mit der Ausatmung entspannen Sie. Atmen Sie langsam und tief. Die Bewegung ist zunächst klein, und doch können Sie schon spüren, wie sich Ihr Gewicht auf dem Becken jedes Mal nach links verlagert. Lassen Sie die Bewegung größer werden, dabei steigt die rechte Beckenhälfte weiter nach oben, mit der Ausatmung legt sie sich ab.

Nehmen Sie nun wahr, was mit der Wirbelsäule geschieht. Können Sie spüren, wie sie sich dreht, wenn die rechte Beckenhälfte nach oben kommt? In welche Richtung möchte sich der Kopf bewegen? Experimentieren Sie, indem Sie den Kopf einmal nach links, das andere Mal nach rechts drehen. Was fühlt sich stimmiger an? Gut möglich, dass Sie sich noch nicht sicher sind. Dann nehmen Sie den rechten Arm bei der Bewegung hinzu. Jedes Mal, wenn Sie den Fuß in den Boden drücken und das Becken sich rechts anhebt, schiebt die rechte Hand in Richtung rechte Ferse. Spüren Sie nun die Verbindung? Der Kopf dreht sich ebenfalls nach rechts.

Wiederholen Sie die Bewegung noch einige Male, bis Sie die Rotation der Wirbelsäule immer deutlicher spüren und die Bewegung immer geschmeidiger und leichter wird. Die Atmung hilft Ihnen dabei. Lassen Sie sich Zeit, Sie verfeinern mit jeder achtsamen Wiederholung Ihre Körperkarten im Gehirn und verbessern Ihre Koordination.

Wechseln Sie dann zur linken Seite. Abschließend stehen Sie auf und gehen wieder einige Schritte. Spüren Sie den Unterschied. Nicht nur wird sich Ihre Wirbelsäule beim Gehen geschmeidiger bewegen, auch der Schultergürtel ist freier geworden.

Den Schultergürtel entspannen

Kaum jemand kommt in meine Praxis ohne Schulterprobleme und Nackenverspannungen. Kalkschulter, Frozen Shoulder und Impingement-Syndrom sind häufige Diagnosen von Orthopäden. Lange bevor es so weit kommt, plagen viele Menschen Verspannungen und Bewegungseinschränkungen. Der Schultergürtel wirkt oft wie verbacken mit dem Brustkorb. Der Gürtel ist zu eng »geschnallt«. Die meisten Beschwerden im Zusammenhang mit der Schulter gehen mit Enge einher. Das Schultergelenk wird komprimiert, Sehnen und Nerven kommen in Bedrängnis, Entzündungen entwickeln sich.

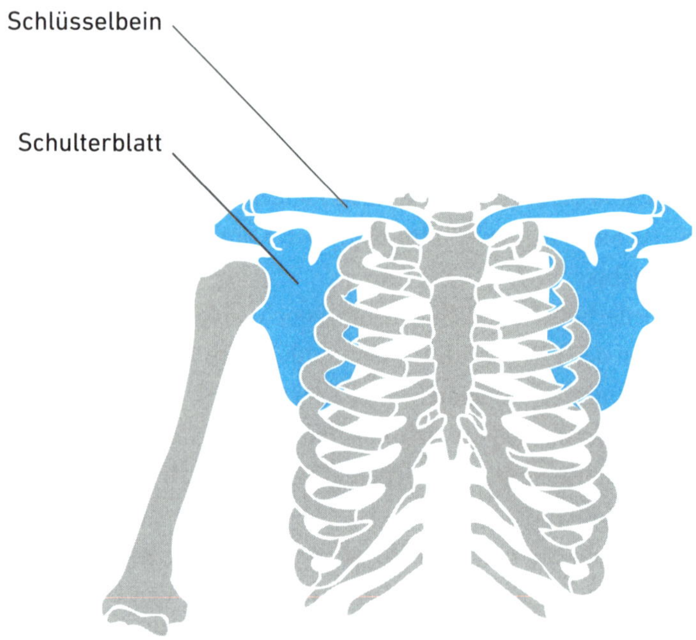

Machen wir einen weiteren Ausflug in die Anatomie. Haben Sie ein dreidimensionales Bild davon, wie Ihre Schultern gebaut sind? Wenn wir die knöchernen Strukturen grob betrachten, so sind diese alles andere als kompliziert. Da sind die Schulterblätter, die jeweils mit einem Schlüsselbein verbunden sind. Sie formen eine Art Gürtel, der sich von oben um den Brustkorb legt. Der Kopf des Oberarmknochens schmiegt sich in eine weite Gelenkkapsel am äußeren Rand des Schulterblatts, die allein keinen sicheren Halt bietet. Die Schlüsselbeine wiederum haben eine Gelenkverbindung zum Brustbein, übrigens die einzige knöcherne Verbindung des Schultergürtels zum Thorax! Schon hierdurch wird deutlich, dass Schultern für maximale Bewegungsfreiheit konstruiert sind. Schließlich ist es auch evolutionsgeschichtlich noch nicht allzu lang her, dass wir als Affen an Bäumen hingen. Die Schultergelenke sind tatsächlich die beweglichsten Gelenke in unserem Körper. Für die Stabilisierung des Schultergürtels sind eine Vielzahl von Sehnen, anderen Faszienstrukturen und Muskeln verantwortlich. Sie sorgen dafür, dass der Oberarmkopf relativ sicher in der Gelenkpfanne sitzt. Sie lenken wie Zügel die Bewegungen der Schulterblätter, kümmern sich um Drehbewegungen und das Abspreizen der Arme.

Schulterprobleme sind keine isolierten Probleme

Die Schultern sind bei allen Bewegungen des Brustkorbs und der Arme beteiligt. Keine dieser Bewegungen – und wie wir gesehen haben, auch nicht die Atmung – kann frei und geschmeidig funktionieren, wenn die Schultern steif und verspannt sind. Die Schultern sind auch immer im Spiel, wenn wir sitzen, stehen und gehen. Deshalb wirkt es sich auch auf die Schultern aus, *wie* wir sitzen, stehen und gehen. Wenn uns unsere Füße und Beine nicht gut unterstützen, das Becken und die Wirbelsäule nicht auf gesunde Weise ausgerichtet sind, kompensieren das auch die Schultern.

Doch warum sind Schulter- und Nackenbeschwerden so weit verbreitet?

Der Klassiker ist das Sitzen am Schreibtisch. Damit sage ich Ihnen nichts Neues. Wer stundenlang vor dem Computer oder über Büchern gebeugt sitzt, der zieht sich fast unweigerlich Schulter- und Nackenverspannungen zu. Das betrifft schon Grundschulkinder, die sich heutzutage viel zu wenig bewegen, und setzt sich später mit dem Bürojob fort. Der Kopf ist nach vorn verschoben, die Schultern ebenfalls. Die Muskeln im Hals- und Nackenbereich müssen ständig gegenhalten, damit der fünf Kilogramm schwere Kopf von der Schwerkraft nicht noch weiter nach unten gezogen wird. Zugleich wird es eng im Schultergelenk, der Oberarm ist nah an den Körper gezogen. Wenn wir dann noch mit Maus und

Tastatur arbeiten und stundenlang unseren Blick auf Buchstaben und Zahlen am Bildschirm fokussieren, meldet sich der Nacken spätestens am Ende des Tages mit schmerzhaftem Protest.

Zusätzlich können die Nerven, die Arm und Hand versorgen, in Mitleidenschaft gezogen werden. Sie verlaufen von der Halswirbelsäule zwischen Schlüsselbein und oberen Rippen hinunter zu den Händen und durch den Karpaltunnel. Vielleicht gesellen sich zu den Verspannungen im Schultergürtel schließlich auch Taubheitsgefühle in den Fingern.

Dass viele Menschen schon berufsbedingt lang sitzen müssen, daran lässt sich wenig ändern. Was Sie tun können, um gesünder zu sitzen, darauf sind wir bereits zu sprechen gekommen (siehe »Das Becken als Basis für gesundes Sitzen«).

Gewohnheiten beobachten

Viele Probleme lassen sich vermeiden, wenn wir unsere Gewohnheiten beobachten und gegensteuern. Denn wir machen im Alltag oft den Fehler, unsere Schultern auf ungesunde Weise zu benutzen. Wenn es ungemütlich kalt ist und wir bei Regen und Wind zu Fuß unterwegs sind, ziehen wir unsere Schultern hoch zu den Ohren. Es handelt sich um einen Schutzreflex für gefährliche Situationen, um unseren verwundbaren Hals zu schützen. Doch wärmer wird es uns dadurch nicht – eine Gewohnheit also, auf die wir in dieser Situation ebenso verzichten können und uns, wenn nötig, lieber einen Schal um den Hals wickeln sollten.

In vielen anderen alltäglichen Situationen tendieren wir zum gleichen Muster. Beobachten Sie sich zum Beispiel selbst, wenn Sie Gegenstände aufheben oder Ihr Baby auf dem Arm halten. Wenn Sie dabei die Schultern hochziehen, sorgen Sie nicht für mehr Kraft und Stabilität – im Gegenteil. Versuchen Sie, darauf zu achten, dass Sie beim Tragen einer Tasche die betreffende Schulter möglichst nicht anheben.

Gehört es zu Ihren Angewohnheiten, beim Sprechen häufig mit den Schultern zu zucken? Beim Telefonieren den Hörer zwischen Ohr und Schulter zu klemmen? Beim Autofahren immer die rechte Hand oben auf dem Lenkrad, den anderen Arm lässig angewinkelt am Fenster abzulegen? Sind Sie besonders groß und machen sich tendenziell anderen Menschen gegenüber klein? Es könnte sein, dass Sie sogar Ihre Schulter hochziehen, wenn Sie nur eine Kaffeetasse in der Hand halten.

All diese Angewohnheiten tragen dazu bei, dass die meisten von uns im Lauf der Jahre dazu neigen, den Schultergürtel weiter oben zu tragen, als es gesund ist. Starke Muskeln wie der Trapezius sind chronisch angespannt, die Schmerzen ziehen bis zum Schädel. Auch tiefer gelegene Schichten sind verkürzt, die Faszien verklebt und verfilzt.

Die folgenden Übungen sollen Ihnen eine Hilfe dabei sein, zu spüren, wie sich entspannte Schultern anfühlen und wie Sie die Schultern auf gesündere Weise stabilisieren können.

KURZURLAUB FÜR DIE SCHULTERN

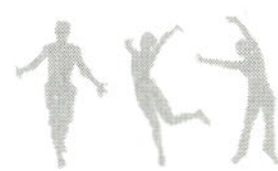

Nehmen Sie sich einen Ball. Es eignet sich ein Tennisball, besser wäre aber ein Igel- oder Gummiball etwa in Tennisball-Größe, weil dieser nicht so leicht abrutscht.

Stellen Sie sich bequem hin, am besten barfuß oder mit Socken. Klemmen Sie sich den Ball in die Mulde einer Achselhöhle und lassen Sie den Arm entspannt hängen. Mehr müssen Sie jetzt nicht tun. Bleiben Sie so mindestens eine Minute stehen, dann nehmen Sie den Ball wieder heraus und legen ihn beiseite. Nehmen Sie wahr, dass die Schulter, die Sie »behandelt« haben, tiefer hängt? Der Abstand zwischen Schulterspitze und Ohr hat sich vergrößert. Wenn Sie mit Ihrer Schulter jetzt leicht kreisen, können Sie auch wahrnehmen, dass das Schulterblatt sich geschmeidiger bewegt als auf der anderen Seite.

Natürlich könnten Sie auch zwei Bälle nehmen und beide gleichzeitig in die Achselhöhlen legen. Eine Seite nach der anderen anzusprechen hat jedoch den Vorteil, dass Sie den Unterschied spüren. Zum Abschluss können Sie sich vorstellen, dass Ihre Arme sich vom Schultergelenk loslösen und seitlich am Körper hinuntergleiten. Der Kopf ist ein gasgefüllter Luftballon, der nach oben strebt.

SCHWIMMENDE SCHULTERBLÄTTER

Ziehen Sie im Stehen oder Sitzen die Schultern so weit zu den Ohren wie möglich und halten Sie diese Position für einige Sekunden. Wiederholen Sie das ein paarmal. Dann ziehen Sie die Schultern so weit nach unten wie möglich und halten diese Position ebenfalls für einige Sekunden. Wiederholen Sie beide Bewegungen ein paarmal. Lassen Sie dann Ihre Schultern kreisen, zunächst nach vorn, unten, hinten und oben, dann in umgekehrter Richtung. Stellen Sie sich Ihre Schulterblätter dabei als Surfboards vor, die in weichem Gewebe auf Ihren Rippen schwimmen. Spielen Sie mit den Bewegungen, die immer fließender werden. Versuchen Sie, Ihre Schulterblätter frei schwimmen zu lassen, möglichst unabhängig von der Wirbelsäule und den Rippen. Der Schultergürtel sollte auf dem Brustkorb schwimmen können!

FASZIEN IN DER ACHSEL LÖSEN

Dies ist eine Übung, mit der Sie aktiv Faszien bearbeiten können, um Ihre Schultern zu befreien. Nehmen Sie Ihre rechte Hand und greifen Sie zu Ihrer linken Achsel. Der Daumen liegt außen, die anderen Finger greifen tief in die vordere Achselfalte. Das fällt leichter, wenn Sie den linken Arm leicht anheben. Umfassen Sie das »Paket«, das von Ihrer Brust zum Oberarm verläuft. Es handelt sich um einen Teil des großen Brustmuskels und seine Faszienhülle. Sie haben nun eine Region in der Hand, in der sich häufig Verklebungen befinden, wenn die Schulter nach vorn gezogen und in ihrer Bewegung eingeschränkt ist. Greifen Sie ruhig beherzt zu, schieben Sie Ihre Finger noch tiefer in die Achselfalte und massieren Sie Muskel und Faszie. Nun bewegen Sie den nach unten hängenden linken Arm mehrmals leicht zur Seite und wieder zum Körper zurück. Anschließend schwingen Sie den Arm locker vor und zurück und variieren dabei die Winkel.

Eine halbe Minute genügt. Stellen Sie sich dann hin und lassen Sie beide Arme locker neben dem Körper hängen. Sie werden einen deutlichen Unterschied spüren. Die linke Schulter hängt nicht nur tief und entspannt, auch die Beweglichkeit sollte sich verbessert haben.

DIE SCHULTERN GESUND STABILISIEREN

Oft ziehen wir die Schultern hoch und erzeugen Enge, bevor wir etwas Schweres bewegen, anheben oder schieben. Ich erinnere mich an eine Klientin, eine Krankenschwester, die wegen Schmerzen und Verspannungen im Schulter- und Nackenbereich und im unteren Rücken zu mir kam. Sie selbst führte ihre Beschwerden auf das ständige Heben von Patienten zurück und klagte darüber, wie anstrengend es sei, die Patientenbetten zu schieben. Ich bat Sie, mir zu zeigen, wie sie ihren Körper dabei einsetzte. Schon wenn sie an die Anstrengung dachte, zog sie die Schultern nah zum Körper und nach oben. Ich lud meine Klientin ein, ihr Muster zu ändern und ihren Schultergürtel auf andere Weise zu stabilisieren. Die Übungen, die wir machten, konnte sie sofort am nächsten Tag umsetzen, und als sie eine Woche später wieder in die Praxis kam, war sie begeistert, wie viel leichter sie ihre Aufgaben bewältigen konnte.

Testen Sie selbst, wie Sie Ihren Körper einsetzen. Stellen Sie sich so vor eine Wand, dass Sie Ihre Hände mit leicht angewinkelten Armen auf Schulterhöhe an die Wand legen können. Die Finger zeigen nach oben. Stellen Sie sich vor, Sie wollen die Wand wegschieben. Dazu brauchen Sie Kraft. Die meisten Menschen tendieren in dieser Situation zum Hochziehen der Schultern, was aber kontraproduktiv ist.

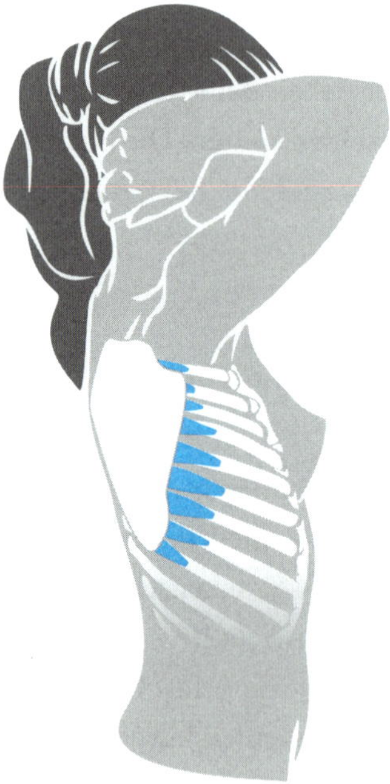

Versuchen Sie nun Folgendes: Spüren Sie sich mit der Haut Ihrer Handinnenflächen in die Oberfläche der Wand hinein, als würden Sie ein paar Millimeter darin einsinken können. Die Hände bleiben weich, sie schmiegen sich »in« die Wand. Spüren Sie dabei bewusst Ihren Ringfinger und kleinen Finger. Ziehen Sie die Ellenbogen nun minimal nach unten. Das sollte einen Muskel namens Serratus anterior aktivieren. Er zieht das Schulterblatt schräg nach unten und leicht nach vorn, hin zu den Rippen. Wiederholen Sie die Bewegung, wenn Sie das nicht spüren. Erst wenn Sie diese Aktivierung wahrnehmen, beginnen Sie leicht gegen die Wand zu schieben. Merken Sie, wie viel stabiler Ihre Schultern sind? Der Abstand zwischen Ohr und Schulterspitze hat sich deutlich vergrößert, die Schultern sind weit, die Schulterblätter »gesichert«. Auch der Rücken fühlt sich breiter an. Wenn Sie nun zusätzlich Ihre Füße versetzt in Schrittstellung positionieren und guten Kontakt zum Boden aufnehmen, merken Sie, wie Sie die Kraft von Ihren Füßen ungehindert zu den Händen schicken können?

Die Aktivierung des Serratus anterior ist Übungssache. Nach einigen Wiederholungen werden Sie wahrscheinlich in der Lage sein, ihn unabhängig von einer Wand anzusteuern. Auch wenn Sie keine Krankenhausbetten schieben müssen, diese sichere Stabilisierung der Schultern können Sie in vielen alltäglichen Situationen einsetzen.

Beim Heben oder Tragen eines schweren Gegenstands achten Sie bitte zusätzlich darauf, diesen so nah zu Ihrer Körpermitte zu bringen wie möglich.

GREIFEN MIT ENTSPANNTEN SCHULTERN

Positionieren Sie einige leichtere Gegenstände in der Mitte eines nicht allzu hohen Tisches – Salzstreuer, Pfeffermühle, eine Gabel, einen Stift oder einen Radiergummi zum Beispiel. Setzen Sie sich auf einen Stuhl an den Tisch, zunächst in leicht gekrümmter Haltung. Nun strecken Sie Ihre Hand nach einem der Gegenstände

aus und achten darauf, was mit Ihrer Schulter und dem Oberkörper geschieht. Sie werden die Enge auf der Vorderseite noch verstärken, die Schulter zieht nach vorn.
Setzen Sie sich nun aufrecht hin, indem Sie die Sitzbeine nach hinten schieben und eine leichte Lordose (ein »Hohlkreuz«) im unteren Rücken entsteht. Nun lassen Sie den Ellenbogen schwer werden und strecken Ihre Hand zu einem der Gegenstände auf dem Tisch aus. Atmen Sie dabei ein und stellen Sie sich vor, dass der Ellenbogen die Bewegung anführt. Merken Sie, wie Sie auf der Vorderseite schön offen bleiben können und dass die Schulter entspannt bleibt? Voraussetzung dafür ist allerdings, dass die Tischfläche nicht zu hoch ist und der Gegenstand nicht allzu weit entfernt. Versuchen Sie, darauf zu achten, wenn Sie am Schreibtisch sitzen und nach einem Stift oder beim Abendessen nach der Butterdose greifen.

SPANNUNG IN DEN HÄNDEN REDUZIEREN

Je fester wir mit den Händen greifen, desto starrer werden auch unsere Schultern, und die Geschmeidigkeit unserer Bewegungen leidet. Sie können das beispielsweise mit einem Besen ausprobieren. Umfassen Sie den Besenstiel mit festem Griff und beginnen Sie zu fegen. Ist diese Bewegung geschmeidig? Wohl kaum. Sie sind eher so steif wie der Besenstiel selbst. Das Becken ist festgehalten und unbeweglich, die Schultern sind verkrampft. Versuchen Sie nun, lediglich so fest zuzugreifen, dass der Besen sicher in Ihrer Hand ruht. Nehmen Sie dabei auch den Kontakt Ihres kleinen und Ihres Ringfingers bewusst wahr. Spüren Sie zusätzlich die Unterstützung durch Ihre Füße. Merken Sie, wie sich die Bewegung nun durch Ihren Körper fortsetzt und auch Ihre Schultern dabei frei sind?

Egal, ob Sie Ihr Auto polieren, Ihr Pferd striegeln oder das Bügeleisen benutzen – je fester der Griff, desto mehr blockieren Sie den Bewegungsfluss durch den Körper.

SCHWINGEN UND WIPPEN

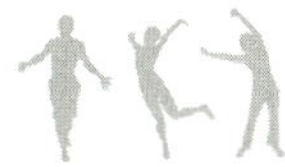

So können Sie die Schultern lockern und zugleich Ihre Faszien trainieren: Stehen Sie mit leicht gebeugten Knien, die Füße parallel und hüftbreit auseinander. Schwingen Sie nun Ihre Arme abwechselnd nach hinten und nach vorn – während der rechte Arme nach hinten pendelt, pendelt der linke Arm nach vorn und umgekehrt. Bringen Sie immer mehr Schwung in die Übung und wippen Sie dazu in den Beinen. Nun kommt der Kopf dazu: Er dreht sich jeweils auf die Seite, auf der der Arm nach hinten schwingt. Wichtig ist, dass Sie die Arme für den Schwung freigeben, damit die Faszien möglichst viel Bewegungsenergie aufnehmen und wieder freigeben. So werden Sehnen, Bänder und Muskelfaszien trainiert und mit der Zeit belastbarer. Lassen Sie den ganzen Körper an der schwungvollen Bewegung teilhaben. Heben Sie jeweils die Ferse auf der Seite, auf der der Arm gerade nach hinten schwingt. Damit simulieren Sie zusätzlich das Gehen.

Kiefergelenke loslassen

»Beiß die Zähne zusammen!«, lautet die Aufforderung, wenn wir uns zusammennehmen und beherrschen wollen oder sollen, etwa weil wir eine unangenehme Situation oder Schmerzen ertragen müssen. Das funktioniert im Ernstfall. Leider aber beißen wir viel zu oft die Zähne zusammen und tun dies häufig unbewusst. Mehr als die Hälfte der Patienten meiner Zahnärztin hat eine Schiene gegen nächtliches Beißen und Knirschen verordnet bekommen.

Und nicht nur die Zähne leiden. Wer über längere Zeit beißt und knirscht, zieht sich teils schmerzhafte Verspannungen im Bereich des Kiefergelenks, im Nacken und Schulterbereich zu, die dann auf den ganzen Körper Auswirkungen haben. Als eine der Ursachen für den sogenannten Bruxismus gelten Probleme mit dem Biss, wenn also die Zähne des Ober- und Unterkiefers beim Zusammenbeißen nicht passend »verzahnt« sind.

Ein nicht zu unterschätzender Faktor sind auch Sorgen und Stress, die wir im Schlaf verarbeiten. Über das nächtliche Knirschen haben wir keine Kontrolle. Doch den meisten von uns fällt es auch untertags schwer, die Kiefergelenke zu entspannen. Oder besser: Wir merken gar nicht, dass wir sie verspannen. Während Sie diese Zeilen lesen und hoffentlich nicht gestresst sind, spüren Sie doch einmal nach, ob sich Ihr Unterkiefer in einer Art Schwebezustand befindet. Dann würden sich die Zähne des Ober- und Unterkiefers nicht berühren, sondern hätten deutlichen Abstand voneinander. Die Kaumuskeln wären entspannt, die Lippen vielleicht leicht geöffnet. Der Unterkiefer hat Gewicht! Wenn es Ihnen schwerfällt, dieses Gewicht zu spüren, dann versuchen Sie es mit folgenden Übungen.

DEN UNTERKIEFER BEGREIFEN

Vielleicht tun Sie das ja zum ersten, aber sicher nicht zum letzten Mal. Denn Sie werden merken, dass diese harmlos anmutende Übung einen äußerst wohltuenden Effekt hat.

Versuchen Sie, die Kiefergelenke so gut wie möglich zu entspannen. Legen Sie beide Daumen unter das Kinn, die anderen Finger unmittelbar über die Rundung des Kinns. Erkunden Sie mit sanftem bis kräftigem Druck durch das Gewebe hindurch den Knochen und seine Form. Dazu wandern Sie mit den Fingern in

Richtung Kiefergelenk und wieder zurück zum Kinn. Kneten Sie dabei das Gewebe um den Knochen. Beißen Sie zwischendurch die Zähne aufeinander, lassen Sie wieder los und massieren Sie die Kaumuskulatur. Wenn Sie das zehn bis zwanzig Sekunden getan haben, spüren Sie nach. Der Unterkiefer fühlt sich schwerer an, nun hängt er tatsächlich in der Schwebe, und die Kiefergelenke sind deutlich entspannter.

SPANNUNGSMUSTER AUSGLEICHEN

Setzen Sie sich aufrecht auf einen Stuhl, spüren Sie das Becken als stabile Basis und richten Sie die Wirbelsäule auf. Der Kopf sollte möglichst mühelos auf der Wirbelsäule balanciert sein. Öffnen Sie den Mund und schieben Sie den Unterkiefer nach links. Mit den Fingern der rechten Hand üben Sie nun von rechts Druck gegen das Kinn aus und schieben es für einige Sekunden gegen diesen kräftigen Widerstand. Lassen Sie dann locker und wiederholen Sie diese Übung zunächst auf der gleichen Seite mehrmals, dann wechseln Sie zur anderen Seite.

KIEFER UND AUGEN IN DEN SCHLAF SINKEN LASSEN

Wenn Sie wieder einmal nicht einschlafen können, zählen Sie nicht nur Schäfchen, sondern versuchen Sie es mit einer Entspannung des Kiefergelenks. Richten Sie es sich bequem in der Seitenlage ein. Nehmen Sie nun bewusst das Gewicht des Unterkiefers wahr und lassen Sie diesen mit der Schwerkraft nach unten sinken. Nehmen Sie die Augen hinzu. Stellen Sie sich Ihre runden Augäpfel vor, die ebenfalls ihr Gewicht abgeben und entspannt in den Augenhöhlen ruhen.

Ich hoffe, dass die vorangegangenen Übungen Ihnen dabei geholfen haben, Ihren Körper und Ihre Haltung auf neue Weise zu erleben und zu spüren. Je öfter Sie sich im Alltag an die eine oder andere Spürübung erinnern, desto besser können Sie Verspannungen und Fehlhaltungen vorbeugen. Sie werden sehen, irgendwann wollen Sie diese Übungen nicht mehr missen!

ABSCHLIESSENDE WORTE

Dieses Buch will Sie ermutigen, Ihr Wohlbefinden in die eigenen Hände zu nehmen. Es will Sie anregen, sich um Ihre Körperhaltung, die Gesundheit Ihrer Faszien und Ihre Körperwahrnehmung zu kümmern, um möglichst bis ins hohe Alter beweglich, aufrecht, geschmeidig und schmerzfrei durchs Leben zu gehen.

Das bedeutet eine Portion Eigenverantwortung. Wir alle sind uns wohl bewusst, dass wir die Verantwortung für unsere Gesundheit nicht an Ärzte oder die Krankenversicherung abgeben können, auch wenn wir dafür viel Geld zahlen.

Zudem hat die Spezialisierung in der westlichen Schulmedizin dazu geführt, dass ganzheitliches Denken abhandengekommen ist. All die Spezialisten leisten Herausragendes und sind Retter in der Not, unter anderem, wenn wir einen Unfall haben oder einen Herzinfarkt. Doch auf so manche Fragen haben sie keine Antworten.

Die Faszien haben heute – dank der Erkenntnisse der aktuellen Forschung – das Potenzial, Spezialisten aus verschiedenen Gebieten zusammenzuführen. Das machen die internationalen Kongresse deutlich, auf denen mittlerweile ein reger Austausch stattfindet.

Viele Klienten kommen zum Rolfing, nachdem sie eine Reihe von Ärzten aufgesucht und alle möglichen konventionellen Therapien durchlaufen haben. Nicht allen kann mit Faszientherapie geholfen werden, doch den Beschwerden, die ihre Ursache in einer Unausgewogenheit der Körperstruktur und Fehlspannungen im Fasziennetz haben, ist gut beizukommen. Allerdings kann der Therapeut nicht allein dafür sorgen, dass die Erfolge einer solchen Behandlung von Dauer sind. Im Lauf der Rolfing-Serie haben die Klienten ein feineres Gespür für ihren Körper entwickelt. Es liegt nun an ihnen, sich in ihrem Alltag selbst zu beobachten. Wer die Zusammenhänge zwischen seinen Gewohnheiten und seinen Beschwerden erkannt hat, dem fällt es mit etwas Übung und Geduld im Lauf der Zeit immer leichter, ungesunde Muster zu erkennen und durch gesündere zu ersetzen. Eine bessere Körperwahrnehmung geht Hand in Hand mit einer besseren Körperhaltung und gesünderen Bewegungsmustern.

Genauso können auch Sie, liebe Leserinnen und Leser, präventiv für Ihr Wohlbefinden sorgen. Wer seine Faszien pflegt, lebt gesünder. Geschmeidige, elastische Faszien vermindern die Risiken, sich zu verletzen. Eine aufrechte, offene Körperhaltung und ein feines Gespür für den eigenen Körper sind nicht nur gesund. Wir fühlen uns insgesamt besser, sind stabiler und zugleich flexibler. Wir sind präsenter. Wir denken positiver und konstruktiver, haben mehr Selbstvertrauen. Unsere Umwelt nimmt das deutlich wahr.

Unter uns: Ich habe mir während der Monate, die ich an diesem Buch gearbeitet habe, wiederholt Nackenverspannungen zugezogen und hatte gelegentlich auch mein altbekanntes Zwicken im unteren Rücken. Ich wusste mir aber mit Übungen aus diesem Buch zu helfen. Dabei bin ich mir durchaus bewusst, dass viele von Ihnen jeden Tag weitaus länger konzentriert am Schreibtisch und vor dem Computer sitzen müssen als ich. Dazu kommen andere Lebensumstände, die jedem viel abverlangen. Unser Körper hat dabei zu funktionieren! Dass wir uns mit dieser Einstellung auf

Dauer nichts Gutes tun, merken wir meist schnell. Doch bis wir uns wirklich um unseren Körper kümmern, muss es oft erst zu massiven Problemen kommen. Manch einer versucht, durch den Besuch im Fitnessstudio mit Maschinen und Laufband zweimal pro Woche Ausgleich zu schaffen. Doch gehen wir dort achtsam mit unserem Körper um oder wollen wir lediglich schwitzen, Muskeln auf- und Stress abbauen? Selbst viele, die Yoga-Stunden besuchen, haben dabei in erster Linie einen schön geformten Körper im Sinn. All diese Motivationen sind begrüßenswert. Allerdings bin ich überzeugt: Um unserem Körper auf Dauer Gutes zu tun, sollte es uns darum gehen, uns nicht nur ausreichend oft zu bewegen, sondern dabei vor allem auf die Qualität unserer Bewegung zu achten.

Ich hoffe, mir ist es gelungen, Ihnen mit diesem Buch einige informative und anregende Einblicke in die Welt der Faszien, ihre körperweiten Zusammenhänge und das Rolfing zu geben. Vielleicht haben Sie begonnen, aus einer erfrischend neuen Perspektive auf Entdeckungsreise durch Ihren Körper zu gehen. Dabei wünsche ich Ihnen viel Freude.

Seit dem Beginn meiner persönlichen Entdeckungsreise hat mich die Faszination an den Faszien nie wieder losgelassen. Es würde mich freuen, Sie damit ein wenig angesteckt zu haben.

Mit herzlichen Grüßen,
Susanne Noll

LITERATUR

Blakeslee, Sandra und Matthew: *Der Geist im Körper. Das Ich und sein Raum,* Spektrum Akademischer Verlag: Heidelberg 2009.

Bond, Mary: *The New Rules of Posture. How to Sit, Stand, and Move in the Modern World,* Healing Arts Press: Rochester 2007.

Cuddy, Amy: *Dein Körper spricht für dich. Von innen wirken, überzeugen, ausstrahlen,* Goldmann: München 2016.

De Morree, Jan Jaap: *Dynamik des menschlichen Bindegewebes. Funktion, Schädigung und Wiederherstellung,* Elsevier: München 2013.

Dennenmoser, Stefan: *Faszien – Therapie und Training,* Elsevier: München 2016.

Earls, James: *Born to walk. Den natürlichen Gang neu entdecken. Wie Faszien unsere Bewegungen steuern,* Meyer & Meyer: Aachen 2016.

Feldenkrais, Moshé: *Die Entdeckung des Selbstverständlichen,* Suhrkamp: Frankfurt a. M. 1987.

Hitzman, Sue: *Die MELT-Methode. Massieren Sie Ihre Faszien. Gegen chronische Schmerzen und für mehr Beweglichkeit,* Riva: München 2015.

Mosetter, Kurt et al.: *Zucker – der heimliche Killer. Mit dem 4-Schritte-Entwöhnungsprogramm raus aus der Zuckersucht,* Gräfe und Unzer: München 2016.

Müller, Stephan: *Richtig essen für die Faszien,* Südwest: München 2016.

Myers, Thomas W.: *Anatomy Trains. Myofasziale Leitbahnen,* Elsevier: München 2015.

Ramachandran, Vilayanur: *Eine kurze Reise durch Geist und Gehirn,* Rowohlt: Reinbek 2005.

Rizzolatti, Giacomo und Sinigaglia, Corrado: *Empathie und Spiegelneurone. Die biologische Basis des Mitgefühls,* Suhrkamp: Frankfurt a.M. 2008.

Rolf, Ida: *Rolfing im Überblick. Physische Wirklichkeit und der Weg zu innerem Gleichgewicht,* Junfermann: Paderborn 1993.

Rolf, Ida: Rolfing: *Strukturelle Integration. Wandel und Gleichgewicht der Körperstruktur,* Irisiana: München 1997.

Schleip, Robert: »Die Bedeutung der Faszien in der manuellen Therapie«, in: Deutsche Zeitschrift für Osteopathie, Hippokrates Verlag (1) 2004.

Schleip, Robert: *Interview in Pilates – Das Magazin* (3), Juli/Oktober 2009, S. 41–45.

Schleip, Robert: »Vom Aschenputtel ins Rampenlicht: Die Wiederentdeckung der Faszien in der muskuloskelettalen Medizin«, tamed Kongress-Journal 2012, S. 6.

Schleip, Robert/Findley, Thomas W./Chaitow, Leon/Huijing, Peter A. (Hrsg.): *Lehrbuch Faszien. Grundlagen, Behandlung, Forschung,* Elsevier: München 2014.

Schleip, Robert und Bayer, Johanna: *Faszien-Fitness. Vital, elastisch, dynamisch in Alltag und Sport,* Riva: München 2014.

Schwind, Peter: *Faszien- und Membrantechnik. Handbuch für die Praxis,* Elsevier: München 2009.

Schwind, Peter: *Faszien – Gewebe des Lebens. Das geheimnisvolle Netzwerk des Körpers und seine Bedeutung für unsere Gesundheit,* Irisiana: München 2014.

Storch, Maja/Cantieni, Benita/Hüther, Gerald/Tschacher, Wolfgang: *Embodiment. Die Wechselwirkung von Körper und Psyche verstehen und nutzen,* Huber: Bern 2006.

Van den Berg, Frans: *Angewandte Physiologie 1. Das Bindegewebe des Bewegungsapparates verstehen und beeinflussen,* Thieme: Stuttgart 2011.

Wiseman, Richard: *Machen, nicht denken! Die radikal einfache Idee, die Ihr Leben verändert,* Fischer Taschenbuch: Frankfurt a. M. 2013.

ANMERKUNGEN

1. Rolf, Ida: *Rolfing im Überblick. Physische Wirklichkeit und der Weg zu innerem Gleichgewicht,* Junfermann: Paderborn 1993, S. 103f.
2. Das Schicksal von Ian Waterman wurde bekannt durch eine sehenswerte Dokumentation der BBC mit dem Titel »The Man Who Lost His Body« aus dem Jahr 1998.
3. Dazu gibt es online ein interessantes Interview mit dem Neurowissenschaftler Christian Keysers unter www.dasgehirn.info/denken/im-kopf-der-anderen/die-vermessung-des-mitgefuehls.
4. Ramachandran, Vilayanur: *Eine kurze Reise durch Geist und Gehirn,* Rowohlt: Reinbek 2005, S. 51.
5. Storch, Maja et al.: *Embodiment. Die Wechselwirkung von Körper und Psyche verstehen und nutzen,* Huber: Bern 2006, S. 91.
6. Vgl. ebd.
7. Diese Zusammenhänge veranschaulicht der deutsche Biopsychologe Niko Troje in seinem BioMotionLab. Animationen hierzu unter www.biomotionlab.ca.
8. Eine Fülle von Beispielen hierfür finden Sie im Buch *Machen, nicht denken!* des britischen Psychologen Richard Wiseman.
9. Cuddy, Amy: *Dein Körper spricht für dich. Von innen wirken, überzeugen, ausstrahlen,* Goldmann: München 2016, S. 260ff.

10. In der Verhaltensforschung haben die Cuddy-Studien hohe Wellen geschlagen. Mittlerweile haben sich andere Wissenschaftler zu Wort gemeldet, die derartige hormonelle Veränderungen aufgrund von Power-Posen bezweifeln. Doch es gibt auch frühere Studien zu Yoga-Positionen wie der Kobra, die ein deutliches Absinken des Cortisol- und einen Anstieg des Testosteron-Spiegels aufgezeigt haben.
11. Seit dem ersten Internationalen Faszienkongress 2007 an der Harvard Medical School in Boston haben sich die führenden Experten geeinigt: Zu den Faszien gehören alle faserigen, kollagenen Bindegewebe, deren Morphologie vor allem durch Spannungsbelastung bestimmt ist. Nach diesem Verständnis ist beispielsweise die Achillessehne nichts anderes als eine verlängerte Muskelhülle, die sich aufgrund ihrer Beanspruchung entsprechend entwickelt hat. Gelenkkapseln werden als Verstärkungen von Muskelhüllen, Ligamenten und Sehnen verstanden. Allerdings haben sich noch nicht alle Anatomen und Mediziner diesem Verständnis angeschlossen. Sie zählen nur bestimmte Teile des muskulären Bindegewebes zu den Faszien.
12. Auf der Website des Chirurgen Guimberteau finden Sie einige der faszinierenden Videosequenzen: www.guimberteau-jc-md.com/en/videos.php.
13. Erst 2015 ist der erste Faszien-Anatomieatlas von Carla Stecco erschienen, die ihre Forschung an der Universität Padua den Faszien gewidmet hat.
14. www.fasciaresearch.de
15. Still, Andrew Taylor: *The Philosophy of Osteopathy,* A. T. Still: Kirksville 1899, S. 22–23.
16. Der Künstler Kenneth Snelson wurde für seine faszinierenden Skulpturen berühmt, die er nach dem Tensegritätsprinzip schuf. Mitte des vergangenen Jahrhunderts baute dann der

Architekt Richard Buckminster Fuller nach dem gleichen Prinzip eindrucksvolle Kuppeln aus Stahl und Glas.

17. Vgl. Levin, Stephen M. und Martin, Danièle-Claude: »Biotensegrität – die Faszienmechanik«, in: Schleip, Robert et al. (Hrsg.): *Lehrbuch Faszien. Grundlagen, Forschung, Behandlung,* Elsevier: München 2014, S. 101ff.
18. Nicht für alle von Thomas Myers beschriebenen Leitbahnen ist eine fasziale Faser-Kontinuität in der gesamten Länge restlos nachgewiesen.
19. Rolf, Ida: *Rolfing im Überblick. Physische Wirklichkeit und der Weg zu innerem Gleichgewicht,* Junfermann: Paderborn 1993, S. 58f.
20. Vgl. de Morree, Jan Jaap: *Dynamik des menschlichen Bindegewebes. Funktion, Schädigung und Wiederherstellung,* Elsevier: München 2013, S. 14.
21. Seinen Namen trägt das Kollagen (vom Griechischen: »Leim bildend«) ursprünglich wegen seiner Nutzung als Knochenleim im Holzhandwerk. Kollagen ist auch der Hauptgrundstoff für die Herstellung von Gelatine. Es gibt mehr als zwanzig verschiedene Typen von Kollagen. Da in den Faszien vor allem Kollagen Typ 1 vorkommt und um die Sache nicht zu kompliziert zu machen, verallgemeinere ich hier und spreche von Kollagen im Singular.
22. Vgl. Dennenmoser, Stefan: *Faszien – Therapie und Training,* Elsevier: München 2016, S. 33ff.
23. Schleip, Robert: Interview in *Pilates – Das Magazin* (3), Juli/Oktober 2009, S. 41–45.
24. Vgl. Schleip, Robert: »Die Bedeutung der Faszien in der manuellen Therapie«, in: *Deutsche Zeitschrift für Osteopathie,* (1) 2004, Hippokrates Verlag.
25. Vgl. www.klinikum.uni-heidelberg.de/fileadmin/pressestelle/LoginConsortium/LOGIN-Presseabstract_1_Mense.pdf

26. Mehr Informationen finden sie unter www.fascial-fitness.de.
27. Am weitesten verbreitet ist derzeit die Blackroll. Es gibt sie in verschiedenen Härten und sie ist zweifelsohne sehr effektiv. Doch habe ich bei einigen meiner Rolfing-Klienten festgestellt, dass die Arbeit mit der Blackroll ihnen zu schmerzhaft ist. Gerade wenn Sie etwas mehr Kilo haben als ihr Idealgewicht, empfehle ich eine etwas weichere Pilatesrolle.
28. Einige Jahrzehnte lang war das wippende Dehnen »out«. Einige Sportwissenschaftler hielten es in den 1980er-Jahren für sinnlos und verletzungsträchtig. Passives Stretching wurde fortan favorisiert. Mittlerweile ist das dynamisch-wippende Dehnen aber voll rehabilitiert.
29. Ein eigenes Buch zum Thema mit Rezeptteil hat der Sportphysiotherapeut und Ernährungsberater Stephan Müller geschrieben. Der Titel lautet *Richtig essen für die Faszien.*
30. Ein empfehlenswertes Buch dazu hat der Arzt und Stoffwechselexperte Kurt Mosetter verfasst. Es trägt den schlagkräftigen Titel *Zucker – der heimliche Killer.*
31. Listen mit basisch wirkenden und säurebildenden Lebensmitteln finden Sie im Internet.
32. Rolf, Ida: *Rolfing im Überblick. Physische Wirklichkeit und der Weg zu innerem Gleichgewicht,* Junfermann: Paderborn 1993, S. 60.
33. Vgl. Schwind, Peter: *Faszien- und Membrantechnik. Handbuch für die Praxis,* Elsevier: München 2009, S. 31.
34. Rolf, Ida: Rolfing: *Strukturelle Integration. Wandel und Gleichgewicht der Körperstruktur,* Irisiana: München 1997, S. 45.